Sophie Serriere
Lydie Nadal-Desbarats

Biomarqueurs HI cérébrale néonatale et inflammation materno-foetale

Sophie Serriere
Lydie Nadal-Desbarats

Biomarqueurs HI cérébrale néonatale et inflammation materno-foetale

Recherche de biomarqueurs précoces par SRM 1H haute résolution, approche métabonomique des fluides biologiques

Presses Académiques Francophones

Impressum / Mentions légales

Bibliografische Information der Deutschen Nationalbibliothek: Die Deutsche Nationalbibliothek verzeichnet diese Publikation in der Deutschen Nationalbibliografie; detaillierte bibliografische Daten sind im Internet über http://dnb.d-nb.de abrufbar.

Information bibliographique publiée par la Deutsche Nationalbibliothek: La Deutsche Nationalbibliothek inscrit cette publication à la Deutsche Nationalbibliografie; des données bibliographiques détaillées sont disponibles sur internet à l'adresse http://dnb.d-nb.de.

Coverbild / Photo de couverture: www.ingimage.com

Verlag / Editeur:
Presses Académiques Francophones
ist ein Imprint der / est une marque déposée de
OmniScriptum GmbH & Co. KG
Heinrich-Böcking-Str. 6-8, 66121 Saarbrücken, Deutschland / Allemagne
Email: info@presses-academiques.com

Herstellung: siehe letzte Seite /
Impression: voir la dernière page
ISBN: 978-3-8381-7360-3

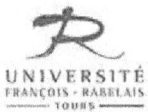

UNIVERSITE FRANCOIS RABELAIS TOURS

Ecole Doctorale : Santé, Sciences, Technologies

Année Universitaire : 2005

THESE POUR OBTENIR LE GRADE DE

DOCTEUR DE L'UNIVERSITE DE TOURS

Discipline : Sciences de la vie

Présentée et soutenue publiquement par :

SERRIERE Sophie

Le 30 Novembre 2005

Recherche de biomarqueurs précoces par SRM ^{1}H haute résolution dans l'hypoxie ischémie cérébrale néonatale et dans l'inflammation materno-foetale

Directeurs de thèse :

POURCELOT Léandre

SEGUIN François

JURY:

Mr M. EUGENE	Professeur, Université de Poitiers
Mr L. LEMAIRE	IR, HDR, Université d'Angers
Mme L. NADAL-DESBARATS	Maître de conférences, Université de Tours
Mr L. POURCELOT	Professeur, Université de Tours
Mr F. SEGUIN	Professeur, Université de Poitiers
Mr F. TRANQUART	Professeur, Université de Tours

1

François et Lydie, je vous dois un remerciement tout particulier pour m'avoir guidée et soutenue tout au long de ce travail.

Je tiens à exprimer toute ma gratitude à Messieurs Michel EUGENE et Laurent LEMAIRE pour avoir accepté d'être rapporteurs et juges de ce travail.

Que Messieurs les Professeurs Léandre Pourcelot et François Tranquart trouvent ici l'expression de mes sincères remerciements pour avoir bien voulu accepter d'être membres de mon jury, pour votre accueil au sein de l'unité Inserm et pour votre soutien.

Laurent, Valérie, Michèle, Sandrine et Valérie, je vous remercie pour votre aide inestimable…..

A ma famille, avec tout mon amour……

TABLE DES ABREVIATIONS

AA	Acides Aminés
Ace	Acétate
Ala	Alanine
AVC	Accident Vasculaire Cérébral
CDA	Coefficient de diffusion apparent
Cho	Choline
Cit	Citrate
Créat	Créatine
Crn	Créatinine
EEG	Electroencéphalographe
ETF	Echographie transfontanelle
FID	Free Induction Decay
For	Formate
Gla	Glutamate
Gln	Glutamine
Glx	Glutamate + Glutamine
Glu	Glucose
HI	Hypoxie-ischémie
His	Histidine
HYP	Hyperthermie
Ileu	Isoleucine
Ino	Inositol
IRM	Imagerie par Résonance Magnétique
Lac	Lactate
LA	Liquide amniotique
LCR	Liquide Céphalo-rachidien

Lip	Lipide
LPS	Lipopolysaccharides
LPV	Leucomalacie PériVentriculaire
Lys	Lysine
Myo	Myo-inositol
NI	Non identifié
PL	Plasma sanguin
Phe	Phénylalanine
Pro	Proline
SRM	Spectroscopie par Résonance Magnétique
TEM	Témoin
T_1	Temps de relaxation spin réseau
T_2	Temps de relaxation spin spin
Thr	Thréonine
Tyr	Tyrosine
Val	Valine
3–OHB	3 Hydroxybutyrate

Table des matières

Introduction

La Leucomalacie PériVentriculaire (LPV) représente la cause principale des incapacités neurologiques et est associée au développement de la paralysie cérébrale dans l'enfance. L'ischémie cérébrale reste le premier facteur de cause de LPV mais le deuxième facteur prénatal est très probablement l'infection intra-utérine. Au cours de ces dernières années, il a graduellement émergé que les réponses inflammatoires fœtales et néonatales et les événements inflammatoires associés peuvent en plus contribuer aux dommages cérébraux néonataux et aux incapacités développementales relatives telle que la paralysie cérébrale ainsi que des déficits cognitifs dans la vie tardive. Ainsi, l'ischémie/inflammation, les infections intra-utérines et les chorioamniotites ont toutes été proposées comme cause primaire dans la genèse des dommages cérébraux de la substance blanche du nouveau-né. En particulier, les événements inflammatoires survenant lors de la période prénatale sont largement corrélés avec les LPV et une combinaison entre l'infection intra-utérine et une rupture prématurée des membranes est associée à un risque très élevé quant au pronostic neurologique du fœtus. Ce pronostic est très difficile à définir. Il dépend principalement de l'âge fœtal au moment de l'atteinte.

Lors de cette étude, nous nous sommes intéressés à l'exploration par Spectroscopie de Résonance Magnétique du proton (SRM ^{1}H) des fluides biologiques du nouveau-né et de la mère. En effet, ces fluides reflètent les désordres métaboliques pouvant survenir lors de processus physiopathologiques tels que l'hypoxie ischémie cérébrale (HI). Dans un premier temps, dans un modèle animal d'hypoxie ischémie du nouveau-né, le liquide céphalorachidien (LCR) et l'urine ont été étudiés afin de rechercher un marqueur de diagnostic précoce d'HI cérébrale, et un marqueur pronostic du devenir neurologique du nouveau-né. Le but de cette étude était de corréler les désordres métaboliques observables par SRM ^{1}H dans le LCR avec ceux observés dans l'urine afin de s'affranchir d'une ponction lombaire (invasif). Dans un deuxième temps, une étude concernant l'inflammation *in utero* a été réalisée. Pour cette étude, nous avons mis au point et validé un modèle animal d'inflammation gestationnelle. En parallèle, un groupe de femelles gestantes hyperthermiées a été étudié. La réalisation d'un tel groupe avait pour but de différencier les effets physiopathologiques induits par le LPS de ceux induit par la fièvre concomitante à la réponse immunitaire maternelle au cours de l'inflammation. Dans ces groupes d'animaux, le plasma sanguin maternel et le liquide amniotique ont été étudiés par SRM ^{1}H. Le but de cette étude était de rechercher de façon précoce des marqueurs métaboliques, maternels dans le sang et/ou fœtaux dans le liquide amniotique, pouvant signer une inflammation. L'intérêt de cette expérimentation était de corréler les changements métabolites observés dans le liquide amniotique avec ceux observés dans le sang afin de s'affranchir de l'amniocentèse (outil diagnostic invasif lors de la grossesse et présentant un risque pour le fœtus).

Données bibliographiques

13

1. Les lésions de la substance blanche

1.1. Les lésions cérébrales

Les dommages de la substance blanche cérébrale pendant la période périnatale sont habituellement accompagnés du développement de plusieurs types de lésions du système nerveux central, dont beaucoup sont liés aux dommages hypoxo-ischémiques (Gilles et Murphy, 1969 ; Leviton et Paneth, 1990). Ceux-ci incluent des hémorragies dans la matrice germinale, des infarctus thalamiques et des nécroses (Johnston *et al.*, 2001). Les deux principales lésions du cerveau qui sont à la base des perturbations neurologiques chez les prématurés sont l'infarctus hémorragique périventriculaire et la leucomalacie périventriculaire (Volpe, 1998). Il est commun pour les nouveau-nés souffrants d'hémorragies intraventriculaires graves (grade III et IV, accompagnées d'un saignement étendu dans les ventricules ainsi que dans le parenchyme) de présenter également des lésions nécrotiques dans des secteurs périventriculaires. Plus la pathophysiologie est grave, plus la probabilité que ces enfants développent des perturbations motrices et cognitives est importante.

À l'origine, la LPV est la forme prédominante de lésion de la substance blanche du cerveau chez le prématuré et le nouveau-né (Virchow, 1867). La définition internationale désigne aujourd'hui sous le terme de prématuré les nouveau-nés pesant moins de 2,5 Kg nés après moins de 37 semaines de gestation (Williams *et al.*, 2000). La LPV représente la cause principale des incapacités neurologiques à long terme chez les bébés survivants et est associée au développement de la paralysie cérébrale dans l'enfance (Fujimoto *et al.*, 1994 ; Volpe, 1992 ; Wilkinson *et al.*, 1996). En dépit des investigations intenses, jusqu'ici, aucun traitement n'est connu pour ce désordre. On a estimé que ce type de pathologie se produit dans approximativement 3-4% d'enfants à la naissance de poids inférieur à 1500 g (Perlman, 1998) et dans 4-10% d'enfants nés de moins de 33-35 semaines de gestation, restant en vie pendant plus 3 jours (Inage *et al.*, 2000 ; Lipton *et al.*, 1998 ; Volpe, 1997). Il semble que la LPV est cependant, moins commune chez les enfants nés à terme (Marret *et al.*, 1998 ; Miller *et al.*, 2000). Les LPV sont presque toujours présentent chez les nouveau-nés

14

prématurés avec une diplégie spastique, et évidente dans 85% d'enfants avec ce déficit moteur, qui sont nés à terme (Miller *et al.*, 2000). L'ischémie/inflammation, les infections intra-utérines et les chorioamniotites ont toutes été proposées comme cause primaire dans la genèse des dommages cérébraux de la substance blanche du nouveau-né. Le rôle primordial de cytokines pro inflammatoires a été largement documenté (Leviton et Panteh, 1990 ; Saliba *et al.*, 2001 ; Svigos, 2001 ; Yoon *et al.*, 1997b,c ; Zupan *et al.*, 1996 ; Gaudet et Smith, 2001 ; Gilstrap, 2000 ; Kadhim *et al.*, 2001 ; Noetzel et Brunstrom, 2001 ; Baud *et al.*, 1999a,b ; Duggan et Edwards, 2001 ; Saliba *et al.*, 2001 ; Yoon *et al.*, 1996). En particulier, les événements inflammatoires survenant lors de la période prénatale sont largement corrélés avec les LPV et une combinaison d'infection intra-utérine associée à une rupture prématurée des membranes est associée à un risque très élevé quant au pronostic neurologique du fœtus (Zupan *et al.*, 1996).

1.2. Etiologie et facteurs de risques associés à la leucomalacie périventriculaire

Les principaux facteurs de risque sont les états de maturité et de développement du fœtus et un faible poids corporel mettant en jeu la survie durant la première semaine de vie (Fujimoto *et al.*, 1994 ; Volpe, 1992 ; Deguchi *et al.*, 1997 ; Volpe, 1994). Les facteurs prédisposant à la LPV incluent le traumatisme à la naissance, certains facteurs génétiques, l'asphyxie et l'échec respiratoire, le poids faible à la naissance, le développement cérébrovasculaire immature et le manque d'autorégulation du flux sanguin cérébral en réponse aux accidents de type hypoxo-ischémique. D'autres facteurs associés aux dommages sélectifs de la substance blanche sont l'hypoxie ischémie, le retard de croissance *in utero*, la délivrance sans travail, les grossesses multiples, la pré éclampsie, les infections/inflammations, la maladie des membranes hyalines, les cytokines inflammatoires, la toxicité de la bilirubine, l'excitotoxicité à travers le relargage excessif d'acides aminés excitateurs, de la production de radicaux libres (OH-,NO) et du stress oxydatif, ainsi que l'insuffisance de certains facteurs trophiques (Saliba *et al.*, 2001 ; Ikonen *et al.*, 1988).

HYPOPERFUSION CEREBRALE

ACCIDENT HYPOXO-ISCHEMIQUE

INFECTION INTRAUTERINE

Période de vulnérabilité (23 - 32 semaines)	Immaturité Cérebrovasculaire	Déficience d'autorégulation de la circulation sanguine cérébrale

Régions périventriculaires profondes de la substance blanche

Inflammation Induite par ischémie	Excitotoxicité	Inflammation Induite par infection

Astrocytose Réactivité microgliale	Acides aminés excitateurs	Astrocytose Réactivité microgliale

Cytokines inflammatoires IL-1, IL-6, IL-8, TNF-α Radicaux libres ROIs, OH, NO	Glutamate	Cytokines inflammatoires IL-1, IL-6, IL-8, TNF-α Radicaux libres ROIs, OH, NO

Nécrose des précurseurs des oligodendrocytes et dommages axonaux

Installation des lésions de la substance blanche

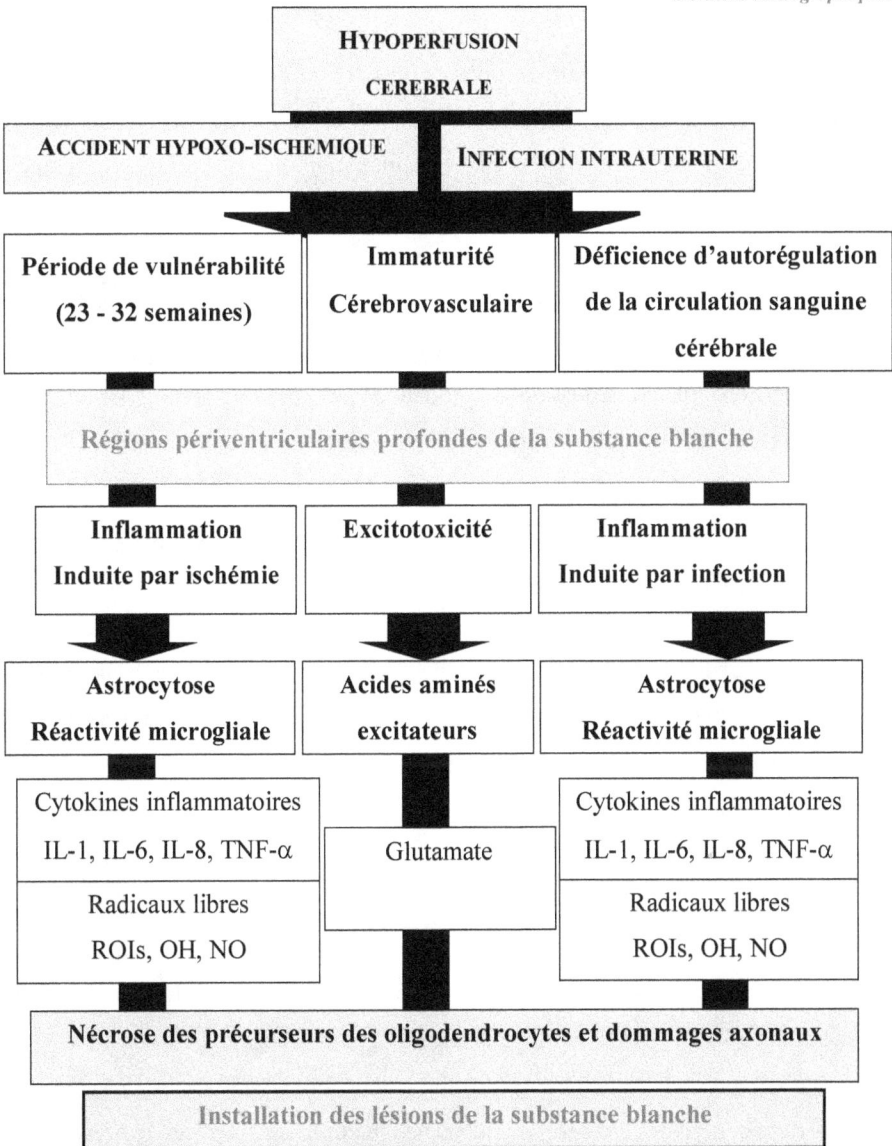

Figure 1 : Représentation schématique des événements associés à la formation des lésions profondes de la substance blanche dans les leucomalacies périventriculaires (Rezaie & Dean, 2002).

1.2.1. L'hypoxie ischémie

L'ischémie cérébrale reste le premier facteur de cause de LPV (Whitelaw, 1985). Les lésions hypoxo-ischémiques sont la conséquence de la diminution d'apport en oxygène (hypoxie) et de la diminution de la perfusion sanguine (ischémie) (figure 2). Tout événement qui perturbe le flux sanguin cérébral peut conduire à une ischémie cérébrale. De ce fait, les atteintes cérébrales surviennent dans les régions les moins perfusées au sein de la zone ischémique. La diminution de perfusion sanguine du cerveau se traduit par une diminution de l'apport en glucose et en oxygène donc en une réduction de production du pool énergétique (ATP). Les cellules passent en métabolisme anaérobie provoquant une acidose lactique due à l'accumulation de lactate dans la cellule. La glycolyse anaérobie provoque un effondrement du potentiel membranaire, des terminaisons pré synaptiques conduisant à une dépolarisation membranaire et à l'activation des canaux calciques voltages dépendant pré synaptiques : les récepteurs glutamate ionotropiques (Meldrum, 1995) et les canaux calciques (Miljanich et Ramchandran, 1995). L'activation prolongée de ces canaux conduit à un afflux important de calcium extracellulaire responsable du relargage massif de glutamate dans l'espace synaptique (Muir et Lees, 1995 ; Greenmyre et Porter, 1994 ; Lipton et Rosenberg, 1994 ; Siesjo, 1992 ; Szatkowski et Attwell, 1994 ; Morley *et al.*, 1994 ; Mattson et Mark, 1996). Les facteurs principaux intervenant dans le processus métabolique de l'ischémie sont les acides aminés excitateurs (AAE) et le calcium. Les phénomènes d'excitotoxicité par la libération excessive de ces acides aminés excitateurs jouent un rôle important dans le processus dégénératif de l'HI. Les AAE représentent un groupe d'analogues structuraux du glutamate comprenant de nombreux membres dont l'aspartate, l'acide cystéique et certains de ces dérivés. Ensuite, le glutamate libéré va se fixer sur les récepteurs glutamate métabotropiques (lipolyse et protéolyse : apoptose) et ionotropiques (augmentation du calcium extracellulaire) (Meldrum, 1995 ; Miljanich et Ramchadran, 1995 ; Muir et Lees, 1995 ; Pin et Duvoisin, 1995 ; Dube et Marshall, 1997). La libération excessive de calcium extracellulaire conduit à une réaction en

18

chaîne avec production de NO et l'activation de la xanthine oxydase entraînant la formation de radicaux libres, acteurs supplémentaires de l'apoptose. Cette surproduction de radicaux libres augmente le flux sanguin régional et perturbe la fonction neuronale et gliale (De Vries *et al.*, 1997). L'ischémie induit une inflammation qui est la cause de dommages cérébraux secondaires et d'un œdème cytotoxique cérébral. L'infiltration des monocytes et des macrophages au niveau du foyer inflammatoire induit des réactions périvasculaires d'où la libération de facteurs chimiotactiques par les vaisseaux sanguins (De Vries *et al.*, 1997). Les modèles animaux d'ischémie utilisant des occlusions de l'artère cérébrale moyenne génèrent des lésions ischémiques de la substance blanche dans lesquelles la composante primaire est l'apoptose des oligodendrocytes (Megyeri *et al.*, 1992). De plus, des cellules endothéliales cérébrales génèrent des médiateurs pro inflammatoires (essentiellement IL-1 et TNF-alpha) qui vont modifier la perméabilité vasculaire, altérer le flux sanguin cérébral local, faciliter l'adhésion des leucocytes et vont migrer dans le système nerveux (Abbott, 2000 ; Stoll *et al.*, 1992 ; Dirnagl *et al.*, 1999 ; Kogure *et al.*, 1996 ; Stanimirovic et Satoh, 2000 ; Yamasaki *et al.*, 1996). Cette réponse à une ischémie cérébrale transitoire est une réponse reproductible dans les expérimentations réalisées chez l'animal (Kogure *et al.*, 1996). Ainsi, l'apoptose et la nécrose tissulaire associées secondairement à l'accident hypoxo-ischémique sont invariablement associées à l'inflammation cellulaire et humorale. Par conséquent l'observation des médiateurs inflammatoires apparaît primordiale.

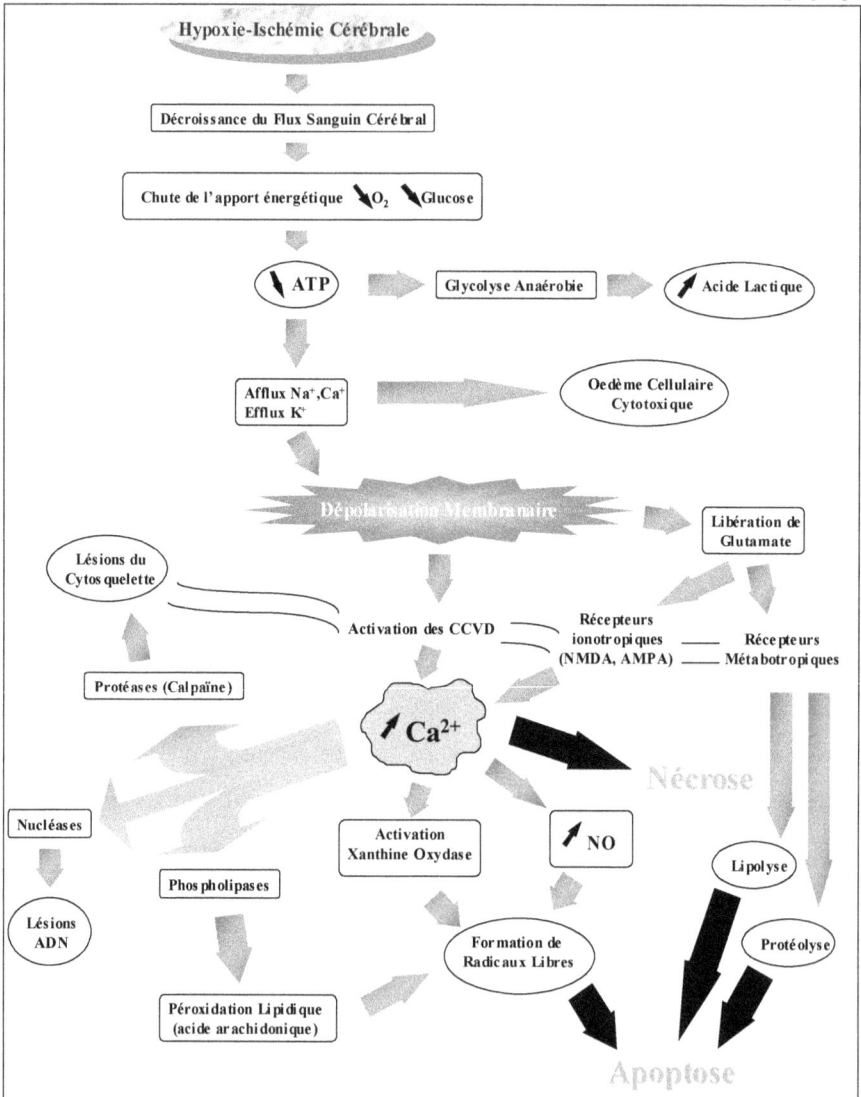

Figure 2 : Diagramme simplifié des séquences d'événements qui conduisent à la mort cellulaire après une attaque cérébrale ischémique. NMDA = N-méthyl-D-aspartate ; AMPA = Acide - amino-3-hydroxy-5-méthyl-4-isoxazole-propionique ; NO = Oxyde Nitrique ; CCVD = Canaux Calciques Voltage Dépendant. (Vial F., Thèse, 2001).

1.2.2. L'infection intra-utérine

Le deuxième facteur prénatal suspecté dans l'apparition des lésions de la substance blanche est largement décrit dans la littérature et serait l'infection intra-utérine (Saliba *et al.*, 2001 ; Resch *et al.*, 2000 ; Dammann et Leviton, 1997 ; Zupan *et al.*, 1996). Ce type d'infection peut affecter les tissus maternels (décidua et myometrium) mais peut aussi affecter le fœtus (membranes amniotiques et chorioniques, liquide amniotique, placenta et cordon ombilical). L'infection intra-utérine stimule la naissance prématurée et est une des causes communes de la morbidité fœtale chez les prématurés. Pendant plusieurs années, le centre d'intérêt a été dirigé sur la participation des radicaux libres et des médiateurs excitotoxiques dans la survenue des dommages cérébraux signant une LPV (hypoxie-ischémie). Au cours de ces dernières années, il a graduellement émergé que les réponses inflammatoires fœtales et néonatales et les événements inflammatoires associés pourrait en plus contribuer aux dommages cérébraux néonataux et aux incapacités développementales relatives telle que la paralysie cérébrale ainsi que des déficits cognitifs dans la vie tardive (Saliba *et al.*, 2001 ; Dammann et Leviton, 1997 ; Volpe, 2001 ; Svigos, 2001 ; Vigneswaran, 2000 ; Gaudet et Smith, 2001 ; Gilstrap, 2000 ; Kadhim *et al.*, 2001 ; Noetzel et Brunstrom, 2001). En effet, les infections de la décidua utérine, du placenta ou du liquide amniotique ainsi que la production locale et les concentrations élevées de cytokines inflammatoires sont identifiées en tant que facteurs de contribution significatifs dans la rupture spontanée des membranes et la délivrance prématurée avant 30 semaines de gestation (Vigneswaran, 2000 ; Dudley, 1997 ; Goldenberg et Andrews, 1996). Egalement, les vaginoses, en particulier bactériennes, sont souvent asymptomatiques chez la mère et associées aux désordres conduisant au travail prématuré (Vigneswaran, 2000). De plus, plusieurs études épidémiologiques soutiennent l'implication de la chorioamniotite en tant que facteur causatif dans certaines perturbations neurologiques de la paralysie cérébrale (Alexander *et al.*, 1998 ; Baud *et al.*, 1998 ; Grether *et al.*, 1996 ; Murphy *et al.*,

1995 ; O'Shea *et al.*, 1998 ; Spinillo *et al.*, 1997 ; Wilson-Costello *et al.*, 1998) et dans l'accouchement prématuré (Romero, 1988). Il a été montré que l'augmentation de l'incidence de l'infection néonatale et de la mortalité périnatale sont associées à la chorioamniotite aussi bien chez les enfants prématurés que chez ceux nés à terme. Cependant, Verma *et al.* et Murphy *et al.* montrent que les nouveau-nés prématurés de mère souffrant de chorioamniotites sont ceux qui ont le plus de risque de développer un pronostic défavorable (Verma *et al.*, 1997, Murphy *et al.*, 1995). Cette infection est vraisemblablement impliquée dans la survenue des lésions de leucomalacies périventriculaires et de certaines infirmités motrices cérébrales (Perlman *et al.*, 1996 ; Dammann et Leviton, 1997). Les mécanismes sous-tendant l'association entre l'infection chorioamnionitique et les dommages cérébraux et pulmonaires fœtaux impliquent l'activation des macrophages et la génération de cytokines pro inflammatoires (Vigneswaran, 2000 ; Gomez *et al.*, 1995 ; Greci *et al.*, 1998).

1.2.3. L'infection materno-fœtale

Les voies de la contamination et de l'infection (bactérienne, virale ou parasitaire) sont au nombre de quatre. La contamination de l'enfant peut avoir lieu à différents moments au cours de la grossesse et selon différentes voies.

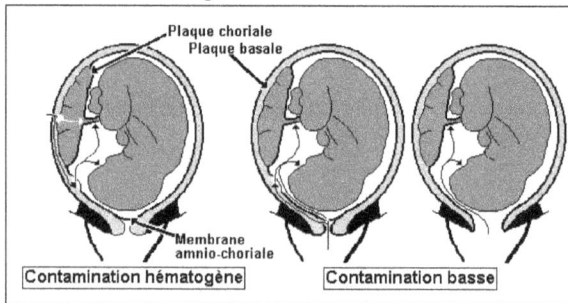

Figure 3 : Les voies de contamination de l'infection materno-fœtale

(P. Rambaud)

➤ **Voie hématogène**

On distingue tout d'abord la voie hématogène trans-placentaire, où à l'occasion d'une infection bactérienne voire d'une septicémie, l'enfant se contamine par la voie ombilicale. La première manifestation est la fièvre maternelle.

➤ **Voie ascendante**

Due à l'ensemencement du liquide amniotique par des germes provenant du tractus génital. Elle est de beaucoup la plus fréquente (80%). Les germes de la flore vaginale arrivent jusqu'au liquide amniotique et l'enfant se contamine par voie cutanée, digestive ou pulmonaire, que les membranes soient intactes ou non. La bactériémie maternelle n'est alors que secondaire.

➤ **Voie per natale**

L'enfant se contamine lors de son passage par les voies génitales, l'infection materno-foetale alors contractée, est plutôt à révélation tardive. Lorsqu'un prélèvement de l'endocole est positif, le risque de contamination est de 50 %.

➤ **Voie post natale**

Il peut s'agir d'une auto infestation (germes de la propre flore du nouveau -né), mais aussi d'une contamination exogène (transmise par les mains, le matériel, l'alimentation). On sait que 1 % des nouveau-nés colonisés évoluent vers un tableau d'infection véritable. Quel que soit la voie de contamination, le passage de la colonisation à l'infection est imprévisible, variable d'un enfant à l'autre car fonction de la virulence et de la taille de l'inoculum bactérien, mais aussi du niveau de défense immunitaire de l'hôte.

La réponse inflammatoire est une réponse de protection contre une infection. Cette réponse est modulée par des cytokines pro inflammatoires exprimées par les monocytes et les macrophages sur le site inflammatoire. Ces cytokines (par exemple : interleukines-1 (IL-1), IL-2, IL-6, IL-18, Interféron-γ (INF- γ), le facteur de nécrose tumorale (TNF-α)) sont les premiers acteurs initiateurs de la défense contre les agents pathogènes, alors que d'autres cytokines pro inflammatoires (par exemple : IL-4 et

IL-10) sont cruciales pour réguler le processus inflammatoire et maintenir une homéostasie correcte pour le maintien des organes vitaux (Ng *et al.*, 2003).

Les premières études utilisant des modèles animaux ont été réalisées chez le rongeur, et montrent la mise en place d'une réponse inflammatoire fœtale à une infection bactérienne en moins de 24 heures (Gruber et Esterly, 1980). Une partie de cette réponse inflammatoire correspond à l'infiltration de cellules mononuclées, dirigées directement au site d'inflammation. L'amplitude de la réponse et le degré de tissus endommagés sont déterminé par l'âge gestationnel, donc potentiellement progressive et la réponse la plus intense est détectée en fin de gestation G17-G19. De façon identique, chez l'humain, le fœtus à 13 semaines de gestation est moins capable de surmonter une réponse inflammatoire provoquée par une chorioamniotite (Hood *et al.*, 1985). Cependant, cette capacité est atteinte entre la 16ème et 22ème semaine de gestation (Rezaie et Dean, 2002). Il est clair que ces études montrent que les changements développementaux sont déterminants dans la réponse fœtale à un épisode inflammatoire et suggèrent une période de vulnérabilité pour des dommages tissulaires résultant de l'inflammation. (Lawson et Perry, 1995).

Il est bien établi que les cellules du système nerveux peuvent être induites pour générer des cytokines pro inflammatoires et pour exprimer des cellules d'adhésion, ceci initie la réponse inflammatoire. Les dommages du système nerveux associés à l'activation des médiateurs de l'inflammation sont suggérés en tant que cible potentielle pour une intervention thérapeutique (Rezaie et Dean, 2002). De plus, les interleukines IL-1, IL-6 et TNF-alpha, issus de la réponse inflammatoires, sont acteurs dans la genèse des lésions cérébrales par induction de la production d'autres médiateurs cytotoxique de l'inflammation (Saliba *et al.*, 2001). Ces cytokines pro inflammatoires sont aussi associées à l'infection intra-utérine et vont jouer un rôle clé dans l'initiation du processus d'accouchement prématuré (Dammann et Leviton, 1997). De plus, la chorioamniotite est associée à une augmentation des IL-6, marqueur sensible et spécifique de ce type d'inflammation (Yoon *et al.*, 1997b,c), et d'IL-1beta (pas toujours retrouvée mais toujours associée à une augmentation d'IL-6

24

et à une inflammation du placenta) dans le cordon ombilical. La réponse inflammatoire fœtale a aussi été mise en évidence. En effet, chez les nouveau-nés issus de mère souffrant de chorioamniotites, une élévation d'IL-1, IL-6, IL-8 et TNF-alpha est retrouvée dans le plasma sanguin fœtal, le liquide céphalorachidien, ainsi que dans le sang du cordon ombilical (Gomez *et al.*, 1998 ; Romero *et al.*, 2000 ; Whitelaw, 1985 ; Yoon *et al.*, 1996 ; Martinez *et al.*, 1998).

Les mécanismes proposés dans la neurotoxicité associée aux cytokines pro inflammatoires sont :

- un effet cytosolique direct sur les précurseurs des neurones et des oligodendrocytes, par production de cytokines *in situ* ou par passage des cytokines systémiques à travers la barrière hémato-encéphalique (Ng *et al.*, 2003)

- l'induction du relargage des acides aminés excitateurs (cf §§ hypoxie-ischémie) (Romero *et al.*, 1998).

- l'augmentation de l'activité des caspases amplifiant l'apoptose (Yoon *et al.*, 1997b).

- des anomalies de coagulation (Yoon *et al.*, 1997c).

- l'hypotension fœtale (Yoon *et al.*, 1997a ; Leviton et Paneth, 1999 ; Kadhim *et al.*, 2001 ; Shalak *et al.*, 2002). Par exemple, l'histologie des cerveaux de nouveau-nés décédés montre la surexpression de TNF-alpha dans les cellules de la microglie au niveau des lésions de type LPV, contrairement à des enfants ne présentant pas de lésion de la substance blanche (Yoon *et al.*, 1997a ; Deguchi *et al.*, 1996).

Des perturbations hémodynamiques chez le fœtus (augmentation rythme cardiaque et diminution des pressions diastoliques sanguines ont aussi été mises en évidence lors de chorioamniotites maternelles. Le TNF-alpha et l'IL-1beta stimulent la relaxation et l'hypotension des muscles lisses (Abbas *et al.*, 1994) par augmentation de la production de prostacyclines et NO (Abbas *et al.*, 1994 ; Khul et Rosen, 1998 ; Schoonover *et al.*, 2000). Le suivi en continu du flux sanguin cérébral des nouveau-nés pourrait ainsi révéler des épisodes de décroissance de la perfusion

25

cérébrale, avec perte de l'autorégulation cérébrale (Perlman *et al.*, 1983 ; Tsuji *et al.*, 2000) ou des anomalies dans le profil normal de maturation de la vitesse sanguine cérébrale dans l'artère cérébrale moyenne parmi les enfants nés de mères atteintes de chorioamniotite (Yanowitz *et al.*, 1999). L'étude par cette même équipe en 2002 confirme que cette infection est impliquée dans la réduction de la pression sanguine chez les enfants prématurés qui ont un facteur de risque significatif d'atteinte cérébrale. De plus, il est suggéré que les cytokines systémiques pourraient produire des hypotensions.

BIBLIOGRAPHIE

Abbas A, Lichtman A, Pober J. Cellular and molecular immunology, 2nd Ed. Wb Saunders, Philadelphia. 1994, 245-251.

Abbot NJ. Inflammatory mediators and modulation of blood brain barrier permeability. Cell Mol Neurobiol. 2000, 20:131-147.

Alexander JM, Gilstrap LC, Cox SM, McIntire DM, Leveno KJ. Clinical chorioamnionitis and the prognosis for very low birth weight infants. Obstet Gynecol. 1998, 91:725-729.

Baud O, Emilie D, Pelletier E *et al.* Amniotic fluid concentrations of interleukin-1ß, interleukin-6 and TNF-a in chorioamnionitis before 32 weeks of gestation: histological associations and neonatal outcome. Br J Obstet Gynaecol.1999, 106: 72-77.

Baud O, Foix-L'Helias L, Kaminski M *et al.* Antenatal glucocorticoid treatment and cystic periventricular leukomalacia in very premature infants. N Engl J Med. 1999, 341:1190-1196.

Baud O, Ville Y, Zupan V *et al.* Are neonatal brain lesions due to intra-uterine infection related to mode of delivery? Br J Obstet Gynaecol. 1998, 105:121-124.

Dammann O, Leviton A. Maternal intra-uterine infection, cytokines, and brain damage in the pre-term newborn. Pediatr Res. 1997, 42:1-8.

Deguchi K, Oguchi K, Takashima S. Characteristic neuropathology of leukomalacia in extremely low birth weight infants. Pediatr Neurol. 1997, 16:296-300.

Deguchi K, Mizuguchi M, Takashima S. Immunohistochemical expression of tumor necrosis factor alpha in neonatal leukomalacia. Pediatr Neurol. 1996, 14:13-6.

De Vries LS, Regev R, Dubowitz LM, Whitelaw A, Aber VR. Perinatal risk factors for the development of extensive cystic leukomalacia. Am J Dis Child. 1988, 142:732-735.

Dirnagl U, Iadecola C, Moskowitz MA. Pathobiology of ischemic stroke: an integrated view. Trends Neurosci. 1999, 22:391-397.

Doran L. Periventricular leukomalacia. NeonatalNetw. 1992, 11:7-13.

Dube GR, Marshall KC 1997 Modulation of excitatory synaptic transmission in locus coeruleus by multiple presynaptic metabotropic glutamate receptors. Neuroscience. 1980, 511-521.

Dudley DJ. Pre-term labor: an intra–uterine inflammatory response syndrome? J Reprod Immunol. 1997, 36:93-109.

Duggan PJ, Edwards AD. Placental inflammation and brain injury in pre-term infants. Dev Med Child Neurol Suppl. 2001, 86:16-17.

Fujimoto S, Yamaguchi N, Togari H, Wada Y, Yokochi K. Cerebral palsy of cystic periventricular leukomalacia in low-birth-weight infants. Acta Paediatr. 1994, 83:397--401.

Gaudet LM, Smith GN. Cerebral palsy and chorioamnionitis: the inflammatory cytokine link. Obstet Gynecol Surv. 2001, 56:433-436.

Gilles FH, Murphy SF. Perinatal telencephalic leucoencephalopathy. J Neurol Neurosurg Psychiatry. 1969, 32:404-413.

Gilstrap LC 3rd, Ramin SM. Infection and cerebral palsy. Semin Perinatol. 2000, 24:200-203.

Goldenberg RL, Andrews WW. Intrauterine infection and why preterm prevention programs have failed.Am J Public Health. 1996, 86(6):781-3.

Gomez R, Romero R, Ghezzi F, Yoon BH, Mazor M, Berry SM. The fetal inflammatory response syndrome. Am J Obstet Gynecol. 1998, 179:194-202.

Gomez R, Ghezzi F, Romero R, Munoz H, Tolosa JE, Rojas I. Premature labor and intra-amniotic infection. Clinical aspects and role of the cytokines in diagnosis and pathophysiology. Clin Perinatol. 1995, 22(2):281-342.

Greci LS, Gilson GJ, Nevils B, Izquierdo LA, Qualls CR, Curet LB. Is amniotic fluid analysis the key to preterm labor? A model using interleukin-6 for predicting rapid delivery. Am J Obstet Gynecol. 1998, 179(1):172-8.

Greenmyre JT, Porter RHP. Anatomy and physiology of glutamate in the CNS. Neurology. 1994, 44:57-513.

Grether JK, Nelson KB, Emery ES 3rd, Cummins SK. Prenatal and perinatal factors and cerebral palsy in very low birth weight infants. J Pediatr. 1996, 128:407-414.
Grüber B, Esterly JR. Ontogeny of the inflammatory response in the fetal rat. Biol Neonate. 1980, 37:159-164.

Hood IC, Browning D, de Sa DJ, Whyte RK. Fetal inflammatory response in second trimester candidal chorioamnionitis. Early Hum Dev. 1985, 11:1-10.

Ikonen RS, Kuusinen EJ, Janas MO, Koivikko MJ, Sorto AE. Possible etiological factors in extensive periventricular leukomalacia of pre-term infants. Acta Paediatr Scand. 1988, 77:489-495.

Inage YW, Itoh M, Takashima S. Correlation between cerebrovascular maturity and periventricular leukomalacia. Pediatr Neurol. 2000, 22:204-208.

Johnston MV, Trescher WH, Ishida A, Nakajima W. Neurobiology of hypoxic-ischemic injury in the developing brain. Pediatr Res. 2001, 49:735-741.

Kadhim H, Tabarki B, Verellen G, De Prez C, Rona AM, Sebire G. Inflammatory cytokines in the pathogenesis of periventricular leukomalacia. Neurology. 2001, 56:1278-1284.

Kogure K, Yamasaki Y, Matsuo Y, Kato H, Onodera H. Inflammation of the brain after ischemia. Acta Neurochir Suppl (Wein). 1996, 66:40-43.

Kulh S, Rosen H. Nitric oxyde and septic shock. West J Med. 1998, 168:176-181.

Lawson LJ, Perry VH. The unique characteristics of inflammatory responses in mouse brain are acquired during postnatal development. Eur J Neurosci. 1995, 7:1584-1595.

Leviton A, Paneth N, Reuss ML *et al.* Maternal infection, fetal inflammatory response, and brain damage in very low birth weight infants. Developmental Epidemiology Network Investigators. Pediatr Res. 1999, 46:566-575.

Leviton A, Paneth N. White matter damage in preterm newborns–an epidemiologic perspective. Early Hum Dev. 1990, 24:1-22.

Lipton JM, Catania A, Delgado R. Peptide modulation of inflammatory processes within the brain. Neuroimmunomodulation. 1998, 5:178-183.

Lipton SA, Rosenberg PA. Excitatory amino acids as a final common pathway for neurologic disorders. N Engl J Med. 1994, 330:613-622.

Marret S, Zupan V, Gressens P, Lagercrantz H, Evrard P. Periventricular leukomalacia. I. Histological and pathophysiological aspects. Arch Pediatr. 1998, 5:525-537.

Martinez E, Figueroa R, Garry D *et al.* Elevated amniotic fluid interleukin-6 as a predictor of neonatal periventricular leukomalacia and intraventricular hemorrhage. J Matern-Fet Invest. 1998, 8:101-107.

Mattson MP, Mark RJ. Excitotoxicity and excitoprotection *in vitro.* Advances Neurol. 1996, 71:1-30.

Meldrum B. Excitatory amino acid receptors and their role in epilepsy and cerebral ischemia. Ann NY Acad Sci. 1995, 757:492-505.

Megyeri P, Abraham CS, Temesvari P, Kovacs J, Vas T, Speer CP. Recombinant human tumor necrosis factor alpha constricts pial arterioles and increases blood-brain barrier permeability in newborn piglets. Neurosci Lett. 1992, 148(1-2):137-40.

Miljanich GP, Ramchandran J. Antagonists of neuronal calcium channels: structure, function, and therapeutic implications. Annu Rev Pharmaco/Toxico. 1995, 35:707-734.

Miller SP, Shevell MI, Patenaude Y, O'Gorman AM. Neuromotor spectrum of periventricular leukomalacia in children born at term. Pediatr Neurol. 2000, 23:155-159.

Morley P, Hogan MJ, Hakim AM. Calcium-mediated mechanisms of ischemic injury and protection. Brain Pathol. 1994, 4:37-47.

Muir KW, Lees KR. Clinical experience with excitatory amino acid drugs. Stroke. 1995, 26:503-513.

Murphy DJ, Sellers S, MacKenzie IZ, Yudkin PL, Johnson AM. Case-control study of antenatal and intrapartum risk factors for cerebral palsy in very pre-term singleton babies. Lancet. 1995, 346:1449-1454.

Ng PC., Li K., Wong RP., Chui k., Wong E., Li G., *et al.*, Pro-inflammatory and anti-inflammatory cytokines responses in preterm infants with systemic infections. Arch Dis Child Fetal Neonatal Ed. 2003, 88, 209-13.

Noetzel MJ, Brunstrom JE. The vulnerable oligodendrocyte: inflammatory observations on a cause of cerebral palsy. Neurology. 2001, 56:1254-1255.

O'Shea TM, Klinepeter KL, Meis PJ, Dillard RG. Intra-uterine infection and the risk of cerebral palsy in very low-birthweight infants. Paediatr Perinat Epidemiol. 1998, 12:72-83.

Perlman JM. White matter injury in the pre-term infant: an important determination of abnormal neurodevelopment outcome. Early Hum Dev. 1998, 53:99-120.

Perlman JM, Risser R, Broyles RS. Bilateral cystic periventricular leukomalacia in the premature infant: associated risk factors. Pediatrics. 1996, 97:822-827.

Perlman J., Mc Menamin J, Volpe J. Fluctuating cerebral blood flow velocity in repiratory-distress syndrome. Relation to the development of intraventricular hemorrhage. N Engl J Med. 1983, 309:204-209.

Pin JP, Duvoisin R. The metabotropic glutamate receptors: structure and functions. Neuropharmacology. 1995, 34:1-26.

Resch B, Vollaard E, Maurer U, Haas J, Rosegger H, Muller W. Risk factors and determinants of neurodevelopmental outcome in cystic periventricular leucomalacia. Eur J Pediatr. 2000, 159:663-670.

Rezaie P, Dean A. Periventricular leukomalacia, inflammation and white matter lesions within the developping nervous system. Neuropathology. 2002, 22(3): 106-36.

Romero R, Maymon E, Pacora P *et al.* Further observations on the fetal inflammatory response syndrome. A potential homeostatic role for the soluble receptors of tumor necrosis factor alpha. Am J Obstet Gynecol. 2000, 183:1070-1077.

Romero R, Mazor M. Infection and preterm labor. Clin Obstet Gynecol. 1988, 31(3):553-84.

Rothstein JD. Excitotoxicity hypothesis. Neurology. 1996, 47:519-526.

Saliba E, Marret S. Cerebral white matter damage in the pre-term infant: pathophysiology and risk factors. Semin Neonatol. 2001, 6:121-133.

Saliba E, Henrot A. Inflammatory mediators and neonatal brain damage. Biol Neonate. 2001, 79:224-227.

Schoonover L, Stewart A, Clifton G. Hemodynamic and cardiovascular effects of nitric oxyde modulation in the therapy of septic shock. Pharmacotherapy. 2000, 20:1184-1197.

Shalak LF., Laptook AR, Jafri HS, Ramilo O, Perlman JM. Clinical chorio-amnionitis, elevated cytokines, and brain injury in term infants. Pediatrics. 2002, 110:673-680.

Siesjö BK. Pathophysiology and treatment of focal cerebral ischemia. I. Pathology. J Neurosurg. 1992, 77:169-184.

Spinillo A, Capuzzo E, Orcesi S, Stronati M, Di Mario M, Fazzi E. Antenatal and delivery risk factors simultaneously associated with neonatal death and cerebral palsy in pre-term infants. Early Hum Dev. 1997, 48:81–91.

Stanimirovic D, Satoh K. Inflammatory mediators of cerebral endothelium: a role in ischemic brain inflammation. Brain Pathol. 2000, 10(1):113-26.

Stoll LL, Yerram NR, Spector AA. Effect of differentiation on platelet-activating factor metabolism in HL-60 cells. J Cell Sci. 1991, 100 (Pt 1):145-52.

Svigos JM. The fetal inflammatory response syndrome and cerebral palsy. Yet another challenge and dilemma for the obstetrician. Aust N Z J Obstet Gynaecol. 2001, 41:170-176.

Szatkowski M, Attwell D. Triggering and execution of neuronal death in brain ischemia: two phases of glutamate release by different mechanisms. Trends Neurosci. 1994, 17:359-365.

Tsuji M, Saul P, DuPlessis A, Eichenwald E, Sobh J, Crocker R, Volpe J. Cerebral intravascular oxygentaion correlates with mean arterial pressure in critcally ill premature infants. Pediatrics. 2000, 106:625-632.

Verma U, Tejani N, Klein S, Reale MR, Beneck D, Figueroa R, Visintainer P. Obstetric antecedents of intraventricular hemorrhage and periventricular leukomalacia in the low-birth-weight neonate. Am Journal of osbtet and gynecol. 1997, 176(2): 275-281.

Vigneswaran R. Infection and pre-term birth. Evidence of a common causal relationship with bronchopulmonary dysplasia and cerebral palsy. J Paediatr Child Health. 2000, 36:293-296.

Virchow R. Über interstitielle Encephalitis. Virchow Arch Pathol Anat. 1868, 44:472-476.

Virchow R. Zur pathologischen Anatomie des Gehirns I. Congenitale Encephalitis und Myelitis. Virchows Arch Pathol Anat. 1867, 38:129-142.

Volpe JJ. Brain injury in the premature infant: Overview of clinical aspects, neuropathology, and pathogenesis. Semin Pediatr Neurol. 1998, 5:135-151.

Volpe JJ. Brain injury in the premature infant. Neuropathology, clinical aspects, pathogenesis, and prevention. Clin Perinatol. 1997, 24:567-587.

Volpe JJ. Brain injury in the premature infant – current concepts. Prev Med. 1994, 23:638-645.

Volpe JJ. Brain injury in the premature infant – current concepts of pathogenesis and prevention. BiolNeonate. 1992, 62:231-242.

Whitelaw A. Periventricular leukomalacia: marker of cerebral ischemia in the preterm brain. Br J ObstetGynaecol. 1985, 92:1209-1210.

Wilkinson I, Bear J, Smith J *et al.* Neurological outcome of severe cystic periventricular leukomalacia. J Paediatr Child Health. 1996, 32:445-449.

Williams C, Sterne JAC, Sivapatha sundaram V, Fearne JM, Curtis M.A. Mechanisms of risk in preterm low birth weight infants. Periodontology. 2000, 23:142-150.

Wilson-Costello D, Borawski E, Friedman H, Redline R, Fanaroff AA, Hack M. Perinatal correlates of cerebral palsy and other neurologic impairment among very low birth weight children. Pediatrics. 1998, 102:315-322.

Yamasaki Y, Itoyama Y, Kogure K. Involvement of cytokine production in pathogenesis of transient cerebral ischemic damage. Keio J Med. 1996, 45:225-259.

Yanowitz T, Yao A, Pettigrew K, Werner J, Oh W, Stonestreet B. Postnatal hemodynamic changes in very low bithweight infants. J Appl Physiol. 1999, 87:370-380.

Yanowitz T, ordan J, Gilmour C, Towbin R, Bowen A, Roberts J, Brozanski B. Hemodynamic disturbances in premature infants born after chorioamnitis: association with cord blood cytokine concentrations. Pediatric Res. 2002, 51 (3):310-316.

Yoon BH, Kim CJ, Romero R *et al.* Experimentally induced intra-uterine infection causes fetal brain white matter lesions in rabbits. Am J Obstet Gynecol. 1997, 177:797-802 a.

Yoon BH, Romero R, Kim CJ *et al.* High expression of tumor necrosis factor-alpha and interleukin-6 in periventricular leukomalacia. Am J Obstet Gynecol. 1997, 177:406-411b.

Yoon BH, Jun JK, Romero R *et al.* Amniotic fluid inflammatory cytokines (interleukin-6, interleukin-1beta, and tumor necrosis factor-alpha), neonatal brain white matter lesions, and cerebral palsy. Am J Obstet Gynecol. 1997, 177:19-26 c.

Yoon BH, Romero R, Yang SH *et al.* Interleukin-6 concentrations in umbilical cord plasma are elevated in neonates with white matter lesions associated with periventricular leukomalacia. Am J Obstet Gynecol. 1996, 174:1433-1440.

Zupan V, Gonzalez P, Lacaze-Masmonteil T *et al.* Periventricular leukomalacia: risk factors revisited. Dev Med Child Neurol. 1996, 38:1061-1067.

2. Outils diagnostics et pronostics néonataux, fœtaux et maternels

2.1. Nouveau-né humain

Le pronostic d'une encéphalopathie anoxo-ischémique est très difficile à définir, il dépend principalement de l'âge fœtal au moment de l'atteinte. De plus, la topographie des atteintes cérébrales dépend également de l'âge de survenue de l'accident hypoxo-ischémique, de telle manière que l'étude des conséquences neurochimiques doit être réalisée indépendamment entre le fœtus, le prématuré et le nouveau-né à terme. Ces accidents hypoxo-ischémiques peuvent avoir une origine maternelle (placentaire...) ou fœtale.

2.1.1. Les atteintes cérébrales du nouveau-né

Chez le fœtus l'origine de lésions ischémiques est généralement maternelle. Les lésions de la mère (décollement placentaire provoquant des hémorragies ; toxémie gravidique ; infections/inflammation ; toxicomanie ...) vont retentir sur la circulation fœto-placentaire. Chez le nouveau-né on peut distinguer deux pathologies cérébrales majeures : La leucomalacie périventriculaire et les hémorragies intraventriculaires. La leucomalacie périventriculaire est une atteinte de la substance blanche. Ce type de pathologie provient de la vulnérabilité de la substance blanche soit aux hypotensions cérébrales par l'absence d'autorégulation de la pression de perfusion, soit par l'absence d'anastomose dans la région périventriculaire. Les hémorragies intraventriculaires apparaissent dans la zone germinale de la région sous épendymaire. L'hémorragie peut pénétrer dans les ventricules lors d'une rupture de l'épendyme. La pathogénie de ces lésions est due à la vulnérabilité des zones germinales aux variations de pression. La vulnérabilité du fœtus et du prématuré s'explique par les caractéristiques anatomiques et vasculaires du cerveau en cours de développement, dont l'autorégulation circulatoire cérébrale est limitée.

La souffrance cérébrale post ischémique à des origines multifactorielles et sa gravité dépend de l'intensité et de la durée de l'agression. Les améliorations du dépistage anténatal, d'une meilleure surveillance au cours du travail, ont permis de fortement réduire les accidents *per partum* (position du fœtus, mode d'accouchement, placenta praevia hémorragique, procidence du cordon ou circulaire serré...). De ce fait, les cas cliniques d'asphyxie périnatale sont actuellement le plus souvent conséquents à des lésions cérébrales préexistantes à l'accouchement (Larroche *et al.*, 1986).

2.1.2. Prise en charge néonatale et imagerie médicale

Le diagnostic des lésions cérébrales périnatales du nouveau-né à terme, par l'équipe obstétrico-pédiatrique, est réalisé dans un premier temps par l'électroencéphalogramme (EEG) (Marret *et al.*, 1998 ; Selton *et al.*, 2003). En effet, cette technique reste plus rapidement accessible que les techniques d'imagerie (Vanhulle *et al.*, 1998). L'EEG est un examen précieux, tant pour le prématuré que pour le nouveau-né à terme. Pour les prématurés, il permettra de repérer, par la présence de pointes positives rolandiques, ceux qui développeront une leucomalacie (Marret *et al.*, 1997). Pour les nouveau-nés à terme, en cas d'hypoxie ischémie périnatale, l'analyse du tracé de fond électro-encéphalographique permettra de reconnaître ceux à très haut risque de séquelles neurologiques (D'Allest *et al.*, 1994). Les cas les plus sévères présenteront des signes cliniques neurologiques dès la naissance, accompagnés d'une mauvaise adaptation à la vie extra-utérine alors que les cas les moins sévères ne présenteront des signes cliniques que plusieurs heures après la naissance. La gravité des signes cliniques neurologiques est évaluée selon la classification de Sarnat et Sarnat (Sarnat & Sarnat, 1976). Lorsque ces signes cliniques sont importants, une corrélation est possible avec la survenue ultérieure des séquelles. Mais lorsque l'asphyxie périnatale est plus légère le pronostic des séquelles est moins facile à établir. Les signes cliniques peuvent également permettre d'évaluer la localisation de l'atteinte anoxo-ischémique : par exemple la présence de convulsion est significative d'une atteinte sous-corticale, les anomalies oculomotrices et respiratoires orientent vers une atteinte du tronc cérébral (Hill et Volpe, 1989).

Critères diagnostiques de l'asphyxie périnatale :

- A la naissance : score d'Apgar <3 pendant plus de 5 minutes ;

- Acidose sur l'artère ombilicale (pH<7,2) ;

- Retard de l'établissement de la respiration ;

- Manifestations neurologiques (convulsions, hyperexcitabilité, mouvements anormaux, troubles du tonus, troubles de la succion et de la déglutition, une tension de la fontanelle, des rythmes respiratoires anormaux).

Néanmoins, cette évaluation clinique est souvent insuffisante pour évaluer avec précision l'importance des atteintes et le pronostic à plus ou moins long terme. Le diagnostic des lésions cérébrales périnatales s'est considérablement modifié depuis le début des années 90 pour deux raisons essentielles.

- d'une part, les pathologies périnatales associées aux lésions cérébrales sont mieux connues ce qui permet de cibler les nouveau-nés à très haut risque (Zupan *et al.*, 1996). Ainsi, le risque de leucomalacie périventriculaire se trouve multiplié par dix pour un nouveau-né issu d'une grossesse marquée par une chorioamniotite par rapport à un nouveau-né de mère toxémique. De même, la rupture prématurée des membranes, sans infection documentée, constitue aussi un facteur de risque (Zupan *et al.*, 1996).

- d'autre part, les techniques d'exploration, électroencéphalogramme (EEG) et imagerie, se sont développées.

Les examens d'imagerie vont donc permettre d'affiner le diagnostic notamment de localiser les régions de souffrance anoxo-ischémique. En outre, l'imagerie seule n'est pas suffisante pour l'établissement d'un pronostic post ischémique, mais doit être combinée aux données de l'évaluation clinique et biologique. Ainsi, l'évaluation des lésions cérébrales périnatales par ces techniques d'imagerie offre un outil pour l'exploration des stratégies neuroprotectrices de l'HI. L'utilisation de méthodes d'imagerie (Billard *et al.*, 1982 ; Mannino et Trauner, 1983) permet soit un diagnostic plus précoce, soit une évaluation plus fine des conséquences neurologiques de l'asphyxie périnatale. De plus, le continuel perfectionnement de ces techniques offre un suivi continu des lésions cérébrales. En outre, la corrélation entre les lésions observées en imagerie et le pronostic à long terme n'est pas encore bien définie.

Principalement, trois techniques d'imagerie sont utilisées en routine clinique : l'Echographie Cérébrale Trans-fontanelle (ETF) (et Doppler) en 1ère intention, le scanner et la Résonance Magnétique Nucléaire (RMN).

L'ETF est la première méthode d'imagerie réalisée sur les nouveau-nés à terme présentant une suspicion d'atteinte cérébrale, elle fait le diagnostic dans environ 70 % des cas. Chez le nouveau-né (et parfois chez le fœtus *in utero*), une ischémie ou une hémorragie cérébrale peuvent être dépistées par les ultrasons. Le diagnostic est basé sur la mise en évidence de signes échographiques, les régions ischémiques et les hémorragies intra- ou péri- ventriculaires se présentant sous forme de zones hyper-échogènes intracérébrales. Au stade de leucomalacie, les structures kystiques hypo-échogènes correspondantes sont facilement identifiées. L'échographie est plus sensible pour visualiser les hémorragies que pour détecter les zones ischémiques au stade précoce. A l'examen Doppler, il existe plusieurs réponses vasculaires cérébrales en fonction de l'importance de l'atteinte initiale et de la présence ou non d'un œdème cérébral (Levene *et al.*, 1989). Il est ainsi possible d'observer des hyper débits cérébraux (débit diastolique élevé, index de résistance anormalement bas), des hypo débits (débit diastolique effondré, index de résistance élevé) ou des débits normaux. Le pronostic neurologique des enfants présentant des troubles circulatoires précoces est particulièrement sévère, avec de graves troubles psychomoteurs (Saliba et Laugier, 1992; Amie- Tison et Stewart, 1995). Il semble que l'imagerie Doppler couleur puisse dans l'avenir donner une information précoce sur l'hypoplasie pulmonaire, surtout en cas de rupture prématurée des membranes (Roth *et al.*, 1996).

Le scanner (tomodensitomètre) cérébral en 2ème intention permet de dépister les atteintes ischémiques et les œdèmes qui se caractérisent sur l'image par des hypodensités dans les premiers jours (Blankenberg *et al.*, 1996), elle permet de poser le diagnostic dans 90 % des cas.

En ce qui concerne la résonance magnétique nucléaire, l'IRM, elle possède une grande sensibilité dans la détection et l'identification des lésions cérébrales consécutives à un accident hypoxo-ischémique (Helpern *et al.*, 1993; Hoeln-Berlage *et al.*, 1995). Elle est venue compléter ETF. Elle a permis de repérer des atteintes de la substance blanche périventriculaire du prématuré, non cavitaires, mal identifiées par l'ETF. De nombreux travaux ont montré que le type de lésions résultant d'un accident hypoxo-ischémique dépend de l'âge gestationnel et de la durée et de la sévérité de l'accident (Baenziger *et al.*, 1993; Schouman-Claeys *et al.*, 1993; Van der Knapp et Valk, 1995; Martin et Barkovitch., 1995). De plus, si les séquences classiques d'IRM n'augmentent pas la sensibilité diagnostique par rapport au scanner, les séquences de diffusion/perfusion ne manquent quasiment aucun diagnostic, y compris dans les premières heures (Cowan *et al.*, 1994). Ainsi, pour le nouveau-né prématuré, le terme de leucomalacie se trouve maintenant élargi à celui de « maladie de la substance blanche avec des formes cavitaires ou non ». Tous ces progrès dans le dépistage permettent d'identifier les enfants présentant une lésion cérébrale, étape nécessaire avant de poser le problème du pronostic. Chez le nouveau-né à terme, les lésions ischémiques sont visualisées en imagerie pondérée T_2 par la présence d'hypersignal ou en imagerie pondérée T_1 où les zones atteintes apparaissent en hyposignal. Les lésions sont visibles au niveau des zones les plus myélinisées. Lorsque l'asphyxie est sévère, on observe une atteinte des noyaux gris centraux, la région sous corticale apparaît en hyposignal en T_1, et un hypersignal en T_2 met en évidence la présence de l'œdème vasogénique. De plus, l'IRM de diffusion permet précocement (moins de 24H) de déterminer des anomalies dans la mobilité de l'eau intracellulaire et d'évaluer ainsi l'œdème cytotoxique. L'IRM est donc un outil de choix pour les études précoces de l'hypoxie ischémie. L'IRM offre une analyse anatomique supérieure au scanner et à l'échographie et une absence d'irradiation permet une répétition de l'examen. De plus l'IRM possède une meilleure sensibilité et une plus grande spécificité aux changements dus à la maturation, tels que la visualisation de la myélinisation et les changements de structures cérébrales.

Néanmoins, cette technique, malgré sa haute performance, est sous utilisée dû aux difficultés de déplacement de nouveau-né intubé et ventilé vers le service d'IRM.

Période Post-natale	Examens	Objectifs
1ère semaine	2 EEG	Dépistage des PPR
	1 ETF	Dépistage des zones hyper-échogènes
2ème semaine	1 EEG	Suivi des éventuelles PPR
	1ETF	Suivi des zones hyper-échogènes
3ème semaine	1 EEG	Maturation du tracé de fond
	1 ETF	Suivi des hyper-échogénécités (persistance) et recherche de cavitations
Fin 3ème semaine	1 IRM	Recherche d'hyper signaux en T$_1$
Tous les 15 jours après le 1er mois jusqu'à 34 SA	1 EEG 1 ETF	Dépistage des formes tardives de maladie de substance blanche
Terme	1 ETF/1 IRM	Recherche de signes indirects de maladie de la substance blanche (ventriculo-mégalie passive)

Tableau 1: Chronologie des examens complémentaires pour dépister les maladies de la substance blanche périventriculaire chez le prématuré (Debillon, site web reseau sécurité naissance).

D'autres techniques ont été évaluées. Certaines ont été abandonnées et d'autres restent du domaine de la recherche. L'artériographie classique, par injection intra artérielle de produit de contraste à partir d'un cathéter fémoral, peut visualiser la lésion et préciser son type. Sa lourdeur chez le nouveau-né et l'absence de retombée directe sur la prise en charge thérapeutique explique qu'elle ne soit pas pratiquée dans ce cadre. L'angiographie digitalisée par voie intraveineuse permet de visualiser les vaisseaux cérébraux de manière moins invasive, et peut montrer l'occlusion vasculaire dans les accidents vasculaires (AVC) du nouveau-né (Voorrhies *et al.*,

1984). La qualité moindre des images, la nécessité d'injection d'une forte dose de contraste, et surtout l'accessibilité actuelle des logiciels d'angio-IRM font que cet examen n'est plus à l'heure actuelle pratiquée. Les techniques d'imagerie fonctionnelle mettant en jeu des traceurs radioactifs sont peu utilisées et donc peu évaluées. Quelques centres hospitaliers ont rapporté leur expérience du SPECT (single photon emission computed tomography), qui permet de mesurer le débit sanguin cérébral dans la zone lésée (Haddad *et al.*, 1994). Le gain est nul sur le plan diagnostic ou de la compréhension physiopathologique, et l'intérêt pronostique difficile à établir.

Plus récemment la spectroscopie infra rouge (NIRS) (Frewen *et al.*, 1991) a été utilisée, cette technique permet de mesurer les changements cérébraux hémodynamiques et apparaît comme étant une technique d'avenir (Soul *et al.*, 2004).

Enfin, ces dernières années ont vu l'apparition de nombreuses études expérimentales faisant intervenir la Spectroscopie par Résonance Magnétique (SRM) *in vivo* et *in vitro* sur les fluides biologiques du nouveau-né (liquide céphalorachidien, plasma sanguin et urine).

Chez le nouveau-né lors de syndromes fébriles sans étiologie avec suspicion de pathologies infectieuses (par exemple la méningite), la ponction lombaire (figure 4) est réalisée en routine clinique. En recherche clinique, la ponction lombaire est pratiquée dans des indications couplant l'ischémie cérébrale aux infections systémiques. Dans ce cadre des tests biochimiques sur le liquide céphalorachidien et le sang sont réalisés. Le dosage des cytokines (IL-1, IL-6 et TNF-alpha), de certains facteurs de croissance (vascular endothelial growth factor (VEGF) et le transforming growth factor-beta1 (TGF-beta1), ainsi que de certains facteurs plasmatiques (facteur d'activation plaquettaire (PAF)) est réalisé (Ellison *et al.*, 2005 ; Akisu *et al.*, 2003). Enfin, les acides aminés excitateurs tels que la glycine et la taurine sont dosés dans le liquide céphalorachidien des nouveau-nés (Roldan *et al.*, 1999 ; Hagberg *et al.*, 1993). Le dosage de ces facteurs indique la présence ou non d'une inflammation mais ne renseigne pas sur l'atteinte fœtale et ne donne aucun pronostic quant au devenir neurologique de l'enfant.

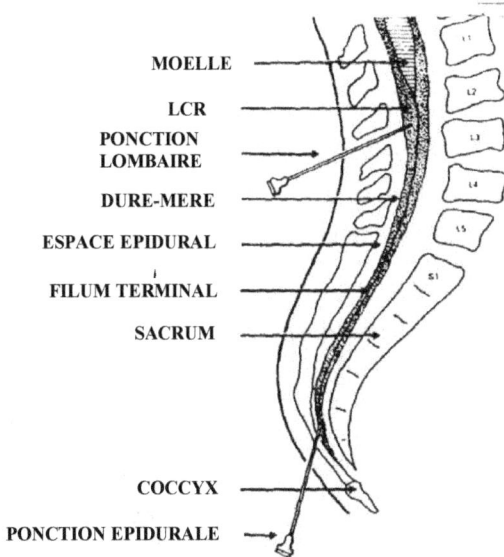

MOELLE

LCR

PONCTION
LOMBAIRE

DURE-MERE

ESPACE EPIDURAL

FILUM TERMINAL

SACRUM

COCCYX

PONCTION EPIDURALE

Figure 4 : prélèvement de liquide céphalo-rachidien (LCR), ponction lombaire et épidurale (METAIS *et al.*, 1988, bioch 2).

2.2. Fœtus et mère

Selon des études épidémiologiques, 15 % des femmes ont un épisode fébrile lors de la grossesse. Une fièvre au cours de la grossesse n'est jamais anodine, elle impose une prise en charge rigoureuse et adaptée. Au vu des risques fœtaux pouvant être encourus lors d'épisodes inflammatoires intra-utérins, il paraît primordial d'établir un diagnostic précis. Le pronostic de la grossesse elle-même est toujours mis en jeu car une fièvre peut être responsable d'un accouchement prématuré, soit intrinsèquement par augmentation de l'activité utérine, soit parce qu'elle est révélatrice d'une pathologie pouvant elle-même menacer la grossesse. Le pronostic fœtal et néonatal est directement lié à la cause de la fièvre maternelle.

2.2.1. Prise en charge de la mère et amniocentèse

En routine clinique, suite à l'apparition d'une fièvre gestationnelle, la prise en charge de la patiente est réalisée en 3 étapes :

- interrogatoire
- examen clinique
- bilan biologique : NFS, CRP (sang), ECBU (urine) et hémocultures

En fonction du contexte clinique, des examens complémentaires peuvent être réalisés (sérologie, imagerie médicale, bilan hépatique, ponction lombaire, frottis…). On cherchera à mettre en évidence l'apparition de certains marqueurs sériques de l'inflammation (cytokines pro inflammatoires, la protéine C réactive, NFS…) dans les dosages biochimiques ou une souffrance fœtale aiguë, une tachycardie fœtale, par enregistrement cardio-tocographique et échographie (quantité de liquide, en cas de rupture de la poche des eaux).

Parmi les actes médicaux complémentaires, l'amniocentèse est devenue un procédé obstétrique de diagnostic prénatal très commun mais invasif.

Le prélèvement de liquide amniotique par voie abdominale est le plus ancien et le plus courant des prélèvements fœtaux. L'indication de première intention est la détermination du caryotype fœtal. La recherche orientée en génétique moléculaire, le bilan de contamination fœtale de maladies infectieuses et l'étude biochimique du liquide amniotique sur signes d'appel échographiques, représentent les autres principales indications. L'intérêt d'étudier le liquide amniotique est qu'il représente un système dynamique dont les caractéristiques sont fonction d'un échange continuel entre la circulation maternelle et fœtale. Ce liquide reflète non seulement l'environnement du fœtus mais peut aussi fournir des informations sur le développement normal ou pathologique du fœtus. La concentration des composés constituant ce liquide varie avec l'âge gestationnelle et avec les états pathologiques (Nelson *et al.*, 1987).

Au cours de ces dix dernières années, le prélèvement de sang fœtal et de cellules chorioniques s'est intégré aux outils diagnostics de la médecine fœtale, que sont l'imagerie, les techniques invasives *in utero* et la biologie. Comme ces autres techniques, le prélèvement de sang fœtal a d'abord été utilisé dans un but exclusivement diagnostique. Il est maintenant indispensable à l'appréciation du pronostic fœtal et des thérapeutiques vasculaires *in utero*. Ce type de prélèvement est effectué sous écho guidage, les prélèvements sous fœtoscopie n'étant plus d'actualité. Le risque d'amniocentèse, dans les équipes entraînées, est de l'ordre de 1 % de complications majeures pouvant aller jusqu'à la perte du fœtus. De plus, le prélèvement de sang fœtal est lui aussi un facteur de risque essentiel dans le devenir de la gestation. Ses indications sont le pronostic des syndromes infectieux, le pronostic et le traitement des syndromes anémiques et hémorragiques. Son intérêt dans les syndromes anoxiques et en pharmacologie prénatale est en cours d'expansion (Levy *et al.*, 2003 ; Stipoljev *et al.*, 2003).

2.2.2. Marqueurs de l'inflammation materno-foetale

L'étude du liquide amniotique et du sang maternel chez des femmes souffrant d'épisodes inflammatoires sont largement décrits dans la littérature. Ces études portent pour la plupart sur la recherche de marqueurs liés à l'inflammation, mis en évidence par des dosages biochimiques. A titre d'exemple, nous pouvons citer la CRP, les cytokines IL-1, IL-6, IL-8 (Witt *et al.*, 2005 ; Fukuda *et al.*, 2002 ; Yonn *et al.*, 1997), TNF-alpha (Baud *et al.*, 1999) et ainsi que d'autres acteurs de l'inflammation tels que les prostaglandines, les métabolites de l'oxyde nitrique ; cette liste n'étant pas exhaustive (Splichal et Trebichavsky, 2001). Ces marqueurs sont aussi retrouvés dans le sang fœtal ainsi que le liquide céphalorachidien des nouveau-nés issus de mère atteintes d'inflammations intra-utérine (Viscardi *et al.*, 2004 ; Fukuda *et al.*, 2002).

Récemment, Buhimschi *et al.* (2005) étudient des liquides amniotiques pathologiques (inflammation intra amniotique) par utilisation de la spectroscopie de Masse : technologie « SELDI » (surface-enhanced laser desorption ionisation) qui consiste à comparer le profil protéique d'échantillons biologiques (sain /malade, wild type/muté, drogue1/drogue 2.....), afin de rechercher la présence ou la disparition de marqueurs protéiques spécifiques. Son travail met ainsi en évidence des différences de profil protéique révélant la présence de biomarqueurs spécifiques de l'inflammation intra-utérine (neutrophile defensinse-1 et -2, et calgranulines A et C). Cependant, lors d'une inflammation, l'augmentation des protéines dans les liquides biologiques en l'occurrence dans le liquide amniotique et dans le sang, est un phénomène largement décrit dans la littérature. Ces protéines sont issues d'un mécanisme de défense de l'organisme qui suit une infection/inflammation, c'est une adaptation du métabolisme à la pathologie.

Les tests biochimiques conventionnels n'apportent pas de réponse complète et satisfaisante dans l'approche de la maturité fœtale ou de la détresse fœtale. La biochimie du liquide amniotique (LA) a été examinée durant ces dernières années. Autre que la recherche de marqueurs biologiques de l'inflammation, les tests biochimiques sur le LA ont des applications dans le diagnostic fœtal importantes, comme par exemple, la quantification des lipides pour identifier la maturation pulmonaire, la quantification de la bilirubine pour suivre les maladies hémolytiques du nouveau-né, et la mesure de certains métabolites associés à des erreurs du métabolisme. Cependant, les relations générales entre les constituants organiques majeurs du LA et le statut clinique du fœtus et de la mère n'a pas encore été bien définis.

Au vu des risques fœtaux pouvant être encourus lors d'épisodes inflammatoires intra-utérins, il paraît primordial de mettre au point des outils diagnostics rapides, reproductibles permettant de rechercher des marqueurs précoces de l'inflammation informant sur la sévérité de l'atteinte des fœtus. La SRM ^{1}H paraît être un outil de choix puissant pour l'étude du liquide amniotique.

BIBLIOGRAPHIE

Akisu M, Huseyinov A, Yalaz M, Cetin H, Kultursay N. Selective head cooling with hypothermia suppresses the generation of platelet-activating factor in cerebrospinal fluid of newborn infants with perinatal asphyxia. Prostaglandins Leukot Essent Fatty Acids. 2003, 69(1):45-50.

Amiel-Tison C., Stewart A. Eds. L'enfant nouveau-né. Un cerveau pour la vie. Editions INSERM, 1995.

Baenziger 0., Martin E., Steinlin M., Good M. et coll. Early pattern recognition in severe perinatal asphyxia: a prospective MRI study. Neuroradiol. 1993, 35: 437-442.

Baud O Blankenberg FG, Norbash AM, Lane B, Stevenson DK, Bracci PM, Enzmann DR. Neonatal intracranial ischemia and hemorrhage: diagnosis with US, CT, and MR imaging. Radiology. 1996, 199(1):253-9.

Billard C., Dulac O., Diebler C. Ramollissement cérébral ischémique du nouveau-né : une étiologie possible des états de mal convulsifs néonatals. Arch Fr Pédiatr. 1982, 39:677-683.

Buhimschi IA, Christner R, Buhimschi CS. Proteomic biomarker analysis of amniotic fluid for identification of intra-amniotic inflammation. BJOG. 2005, 112(2):173-81.

Cowan F.M., Pennock J.M., Hanrahan J.D., Manji K.P., Edwards A.D. Early detection f cerebral infarction and hypoxic-ischemic encephalopathy in neonate using diffusion-weighted magnetic resonance imaging. Neuropediatrics. 1994, 25:172-175.

D'Allest AM, Nedelcoux H, Andre M *et al* : Intérêt de l'EEG dans l'asphyxie périnatale du nouveau-né à terme. In : Asphyxie périnatale du nouveau-né à terme. Séminaire Guigoz, Deauville, 1994:425-452.

Debillon T. Site WEB resau sécurité naissance - Service de réanimation pédiatrique - CHU Nantes 1999 (http://www.reseau-naissance.com/rsn_lesion_cerebrale.html).

Ellison VJ, Mocatta TJ, Winterbourn CC, Darlow BA, Volpe JJ, Inder TE. The relationship of CSF and plasma cytokine levels to cerebral white matter injury in the premature newborn. Pediatr Res. 2005, 57(2):282-6.

Frewen Mi, Kissoon N. Kronick J et coll. Cerebral blood flow, cross brain oxygen extraction, and fontanelle pressure after hypoxic-ischemic injury in newborn infants. J Pediatr. 1991, 1 18:265-271.

Fukuda H, Masuzaki H, Ishimaru T. Interleukin-6 and interleukin-1 receptor antagonist in amniotic fluid and cord blood in patients with pre-term, premature rupture of the membranes. Int J Gynaecol Obstet. 2002, 77(2):123-9.

Haddad J, Constantinesco A, Brunot B, Messer J. A study of cerebral perfusion using single photon emission computed tomography in neonates with brain lesions. Acta Paediatr. 1994, 83(3):265-9.

Hagberg H, Thornberg E, Blennow M, Kjellmer I, Lagercrantz H, Thiringer K, Hamberger A, Sandberg M. Excitatory amino acids in the cerebrospinal fluid of asphyxiated infants: relationship to hypoxic-ischemic encephalopathy. Acta Paediatr. 1993, 82(11):925-9.

Helpern J.A., Dereski M.O., Knight RA, Ordidge RJ, Choop M, Qing ZX. Histopathological correlations of Nuclear Magnetic Resonance imaging parameters in experimental cerebral ischemia. Magn Reson Imaging. 1993, 11:241 -246.

Hill A, Volpe JJ. Perinatal asphyxia : clinical aspects. Clinics in Perinatology. 1989, 16:435-57.

Hoeln-Berlage M, Eis M, Back T, Yamaschita K. Changes of relaxation times (T_1, T_2) and apparent diffusion coefficient after permanent middle cerebral artery occlusion in the rat: temporal evolution, regional extent and comparison with histology. Magn Reson Med. 1995, 34:824-834.

Larroche JC, Bethmann O, Baudoin M, Couchard M. Brain damage in the premature infant. Early lesions and new aspects of sequelae. Ital J Neurol Sci. 1986, Suppl 5:43-52.

Levene M.I., Evans D.H., Forde A. et coll. Value of intracranial pressure monitoring of asphyxiated newhorn infants. Dev Med Child Neurol. 1989, 29:311-319.

Levy R., Arfi J. S., Daffos F. Foetal sampling techniques. Gynécologie Obstétrique & Fertilité. 2003, 31:550–555.

Mannino F.L., Trauner D.A. Strokes in neonates. J Pediat. 1983, 102:605-610.

Marret S, Zupan V, Gressens P et al : Les leucomalacies périventriculaires. I. Aspects histologiques et étiopathogéniques. Arch Pédiatr. 1998, 5:525-27.

Marret S, Parain D, Ménard JF et al : Prognostic value of electroencephalogram in the premature newborn. Electroencephalogr Clin Neurophysiol. 1997, 102:178-85.

Martin E. Barkovich J. - Magnetic Resonance Imaging in perinatal as phyxia. Arch Dis Child. 1995, 72:62-70.

Nelson TR, Gillies RJ, Powell DA, Schrader MC, Manchester DK, Pretorius DH. High resolution proton NMR spectroscopy of human amniotic fluid. Prenat Diagn. 1987, 7(5):363-72.

Roldan A, Figueras-Aloy J, Deulofeu R, Jimenez R. Glycine and other neurotransmitter amino acids in cerebrospinal fluid in perinatal asphyxia and neonatal hypoxic-ischaemic encephalopathy. Acta Paediatr. 1999, 88(10):1137-41.

Roth P., Arbez-0indre F., Pauchard J.Y., Agnani G., Schall J.P., Maillet R. Doppler énergie. Un outil pour prédire l'absence d'hypoplasie pulmonaire. Médecine Fœtale et Echographie en Gynécologie. 1996, 25:34-37.

Saliba E., Laugier J. Doppler assessment of the cerebral circulation in pediatric intensive care. Critical Care Clinics. 1992, 8:79-92.

Sarnat HB et Sarnat MS. Neonatal encephalopathy following fetal distress. Arch Neurol 1976, 33:696-705.

Schouman-Claeys E. HEenry Feugeas MC, Roset F. Larroche JC, Hassine D, Sadik JC, Frija G. Gabilan JC. Periventricular leukomalacia: correlation between MR imaging and autopsy findings during the first 2 months of life. Radiology. 1993, 189:59-64.

Selton D., André M., Hascoët J.M. EEG and ischemic stroke in full-term newborns. Neurophysiologie clinique. 2003, 33:120–129.

Soul J., Eichenwald E., Walter G., Volpe J.J., Du plessis A.J. CSF Removal in Infantile Posthemorrhagic Hydrocephalus Results in Significant Improvement in Cerebral Hemodynamics. Pediatric Research. 2004, 55:872-876.

Splichal I, Trebichavsky I. Cytokines and other important inflammatory mediators in gestation and bacterial intraamniotic infections. Folia Microbiol (Praha). 2001, 46(4):345-51.

Stipoljev F, Kos M, Kos M, Miskovi B, Matijevic R, Hafner T, Kurjak A. Antenatal detection of mosaic trisomy 9 by ultrasound: a case report and literature review. J Matern Fetal Neonatal Med. 2003, 14(1):65-9.

Van der knapp MS, Valk J. Magnetic Resonance of Myclin, Myelination and Myelin Disorders (2nd Edition). Springer Verlag Publ. 1995.

Vanhulle C., Marret S., Parain D., Samson-Dollfus T., Fessard C. Convulsions néonatales focalisées et infarctus artériel cérébral. Arch Pédiatr. 1998, 5:404-408.

Viscardi RM, Muhumuza CK, Rodriguez A, Fairchild KD, Sun CC, Gross GW, Campbell AB, Wilson PD, Hester L, Hasday JD. Inflammatory markers in intrauterine and fetal blood and cerebrospinal fluid compartments are associated with adverse pulmonary and neurologic outcomes in preterm infants. Pediatr Res. 2004, 55(6):1009-17.

Voorhies T.M, Lipper E.G., Lee B.C., Vannucci R.C., Auld P.A. Occlusive vascular disease in asphyxiated newborn infants. J Pediat. 1984, 105:92-96.

Witt A, Berger A, Gruber CJ, Petricevic L, Apfalter P, Husslein P. IL-8 concentrations in maternal serum, amniotic fluid and cord blood in relation to different pathogens within the amniotic cavity. J Perinat Med. 2005, 33(1):22-6.

Yoon BH, Jun JK, Romero R, Park KH, Gomez R, Choi JH, Kim IO. Amniotic fluid inflammatory cytokines (interleukin-6, interleukin-1beta, and tumor necrosis factor-alpha), neonatal brain white matter lesions, and cerebral palsy. Am J Obstet Gynecol. 1997, 177(1):19-26.

Zupan V, Gonzales P, Lacaze-Masmonteil T *et al.* Periventricular leukomalacia : risk factor revisited. Dev Med Child Neurol. 1996, 38:1061-7.

3. Spectroscopie par Résonance Magnétique des liquides Biologiques

La spectrométrie RMN est utilisée depuis de nombreuses années en chimie fondamentale et permet l'étude de la structure de petites molécules isolées, en solution. Quand on s'intéresse à l'étude des milieux biologiques, le problème est très différent du fait de la faible sensibilité de cette technique ainsi que de la diversité des molécules observables qui compliquent considérablement les spectres. En effet, en RMN du proton il est difficile d'observer des molécules à des concentrations inférieures à 10 µM. Ceci limite évidemment son application et de toute évidence, ce n'est pas une technique substitutive aux dosages biochimiques ou radio immunologiques. Il est nécessaire d'en préciser le champ d'application.

C'est la vision d'ensemble apportée par l'analyse d'un spectre qui en fait un outil important en exploration fonctionnelle (spectrométrie RMN ^{1}H des urines par exemple en explorations fonctionnelles rénales), en facilitant l'étude de certains composés là où l'analyse par les techniques biochimiques classiques est difficile voire impossible. De plus, la spectrométrie RMN étant non sélective, certains métabolites non recherchés peuvent ainsi être mis en évidence. Ceci n'étant pas réalisable en chromatographie ou par dosages biochimiques classiques qui demande à l'avance de connaître le métabolite recherché. Elle permet d'obtenir un profil spectral du fluide biologique étudié. Ce profil caractérise un état métabolique global. La modification de ce profil spectral signe une modification du métabolisme et met en évidence une dérégulation à l'origine de ces variations.

Les propriétés physico-chimiques des liquides biologiques imposent certaines contraintes au niveau des techniques RMN à mettre en œuvre. En premier lieu, la RMN proton des liquides biologiques pose le problème de l'élimination du large pic de résonance de l'eau par des techniques d'excitation particulières (pré saturation de 2 à 6 s. à la fréquence de résonance de l'eau), pour permettre l'observation avec une dynamique suffisante des protons des autres molécules.

Les spectres ^{1}H du plasma montrent une superposition de pics fins liés aux résonances des petites molécules ou des groupements mobiles (au sens RMN du

55

terme) des macromolécules, et des résonances larges provenant des protéines, lipoprotéines, ou d'une manière générale, des grosses molécules à faible mobilité (principalement dans le plasma, l'albumine et les immunoglobulines).

Des techniques d'excitation agissant comme des "filtres de mobilité", (e.g. CPMG), permettent l'élimination de ces résonances larges, et l'identification des pics de résonance des protons à long temps de relaxation (T_2) des molécules les plus mobiles.

3.1. Avantages

Il est nécessaire de dégager les domaines d'application de la RMN des fluides biologiques en tenant compte de ses avantages spécifiques qui compensent sa relativement faible sensibilité :

- absence de préparation de l'échantillon
- réutilisation possible de l'échantillon pour d'autre mesure
- possibilité de travailler directement sur des liquides visqueux
- mesure 1 dimension réalisable en 5 à 10 minutes
- passeur d'échantillon utilisable
- détection et visualisation de l'ensemble des molécules détectables dans l'échantillon en une seule acquisition
- possibilité de détecter de nouveaux marqueurs
- gain d'informations concernant la mobilité des molécules

D'une manière générale, la spectrométrie par RMN ^{1}H des liquides biologiques possède un avantage certain (coût, facilité de mise en œuvre, possibilité de suivi ...) sur les méthodes biochimiques traditionnelles.

3.2. Applications cliniques

Une grande variété de fluides biologiques sont étudiés par SRM (Bell *et al.*, 1989) : l'urine, la sueur, le liquide séminal, la bile, le plasma sanguin, le liquide céphalo-rachidien, le liquide amniotique, l'humeur aqueuse...

Les nombreuses applications cliniques de la spectroscopie ^{1}H sont :

- l'exploration fonctionnelle du rein, où l'ensemble des molécules détectables permet de faire le bilan en un seul examen des dysfonctionnements des différents segments du néphron (Nicholson et Wilson., 1989 ; Le Moyec *et al.*, 1993 ; Eugene *et al.*, 1994 ; Le Moyec *et al.*, 2002 ; Racine *et al.*, 2004).

- le dépistage des maladies métaboliques héréditaires et les affections inflammatoires, où l'on est à la recherche de métabolites spécifiques de l'altération de fonctionnement d'une voie métabolique, et ou la SRM permet de donner une orientation rapide au diagnostic et facilite le suivi en routine hospitalière (Vion-Dury *et al.*, 1992).

- l'analyse des lipoprotéines et des lipides plasmatiques, où la SRM permet une quantification relative des différents types de lipoprotéines sans aucune préparation des échantillons (Levels *et al.*, 2003 ; Bathen *et al.*, 2000 ; Le Moyec *et al.*, 1991).

- l'étude du liquide séminal, où la SRM permet l'étude sans préparation d'un liquide visqueux qui pose beaucoup de problèmes en biochimie (Hamamah *et al.*, 1993).

- la toxicologie - quand on ne sait vers quel toxique s'orienter (Nicholson et Wison., 1989).

- les greffes cardiaques, par l'analyse du plasma sanguin (Eugene *et al.*, 1988 ; Eugene *et al.*, 1991).

Et cette liste n'est pas exhaustive.

3.3. SRM et nouveau-né

Cette technique non invasive permet, en fonction du noyau observé, de suivre le métabolisme énergétique cérébral ou l'évolution de composés tels que le lactate ou le N-acétyl-aspartate (Naa). Cette technique permet donc d'accéder aux changements métaboliques lors d'une pathologie cérébrale. Les spectres obtenus par SRM du phosphore 31 (SRM[31]P) caractérisent facilement l'évolution du métabolisme énergétique cérébral du nouveau-né humain. La SRM[31]P peut être réalisée par une antenne de surface ou par l'acquisition du volume cérébral complet ou partiel. Ces méthodes sont utilisables compte tenu d'une faible musculature crânienne, des concentrations faibles en métabolites phosphorylés dans la peau, et de l'immobilité du phosphore dans l'os (pas de signal) (Tofts *et al.*, 1984). Néanmoins, en clinique cette technique a peu d'intérêt puisque la modification du métabolisme énergétique cérébral à lieu au cours de l'accident HI et le cerveau récupère son statut énergétique dans les premières 24 heures, ainsi les spectres phosphores réalisés dans les premières 48 heures sont d'aspects normaux.

En outre, l'utilisation de la SRM [1]H *in vivo* semble beaucoup plus prometteuse, notamment par l'utilisation de certains métabolites (glutamine, glutamate, lactate, N-acétyl-aspartate, etc.) détectés comme marqueur du devenir à moyen ou à long terme des enfants souffrants d'HI. Les mesures par SRM[1]H nécessitent une acquisition localisée du signal afin de s'affranchir du signal superficiel pouvant masquer celui de la région d'intérêt, et permettent ainsi, grâce à une grande sensibilité, une localisation plus précise des zones atteintes. Ainsi, il a été récemment mis en évidence qu'une augmentation de la détection du ratio glutamate/glutamine chez des nouveau-nés souffrant d'HI modérée voire sévère était corrélée avec le degré d'atteinte selon la classification de Sarnat et Sarnat (Pu *et al.*, 2000). Une valeur élevée du ratio de lactate/N-acétyl-aspartate apparaît comme étant un outil puissant dans le pronostic neurologique. Il prédit un mauvais pronostic neurologique à un an avec une spécificité de 93% et une fiabilité de 92% (Amess *et al.*, 1999).

La SRM haute résolution du liquide céphalo-rachidien ne trouve pas sa place en routine clinique en tant qu'outil diagnostic dans les pathologies cérébrales du nouveau-né. En effet, ce type d'examen nécessite une ponction lombaire très invasive, dont la lourdeur de l'acte interdit d'envisager ce type d'étude. Ceci explique l'intérêt des chercheurs à s'orienter vers des études portant essentiellement sur l'urine de ces nouveau-nés en souffrance (Ma *et al.*, 1995 ; Brown *et al.*, 1989 ; Raio *et al.*, 2003).

3.4. SRM du liquide amniotique

Bene *et al.* (1979) est le premier à mettre en évidence l'intérêt de la mesure de la relaxation longitudinale (T_1) du liquide amniotique. Il montre en effet que la dispersion des courbes T_1 du liquide amniotique permet de savoir si ce liquide a été contaminé ou non par du méconium et ses travaux sont repris par Bene (1980) qui montre que la SRM ^{1}H du LA permet d'établir si ce liquide est normal ou pathologique (présence de méconium, hydramnios). Dans les années 1980, Meheir *et al.* (1982), Borcard *et al.* (1982) ainsi que Bene *et al.* (1982) poursuivent les travaux sur l'étude de la contamination du liquide amniotique par du méconium en abordant les temps de relaxation transversale T_2. Nelson *et al.* (1987) identifient plusieurs métabolites du liquide amniotique sur un spectromètre 360Mhz.

Cependant ni eux, ni les autres investigateurs n'ont reporté la variabilité clinique dans des spectres ou des applications diagnostiques possibles. L'analyse du liquide amniotique peut, cependant, être une thématique fructueuse dans les applications diagnostiques de la RMN pour plusieurs raisons étant donné que les tests biochimiques actuels apparaissent insuffisants dans le dépistage de diverses pathologies fœtales. De plus le liquide amniotique est obtenu de façon invasive et est utilisé afin de prendre des décisions cliniques critiques, une technique relativement sophistiquée telle que la RMN peut encore être rentable. Il faut attendre les travaux de Sims *et al.* (1993) qui étudient la capacité de la spectroscopie RMN du proton haute résolution à fournir un criblage constitutif biochimique du LA et à mettre en évidence une concordance entre les concentrations de certains métabolites exploités par SRM du proton et les valeurs déjà publiées basées sur d'autres techniques analytiques (Mc Gowan *et al.*, 1993). En 1994, l'équipe de Dr Bock en comparant des échantillons de liquide amniotiques humains à différents stades de la gestation avec complications fœto-maternelles. Il met en évidence des corrélations significatives entre la pré éclampsie maternelle et les anomalies de fermeture du tube neural du fœtus. Ces résultats ont d'ailleurs été confirmés par de récentes études menées par Groenen *et al.* (2003). De plus, les spectres de liquides amniotiques du troisième trimestre de gestation sont facilement distinguables de ceux obtenus au second trimestre et plusieurs intensités de pics sont corrélées avec la maturation fœtale pendant le troisième trimestre. Dans le cadre de pathologies telles que la mucoviscidose ou le diabète gestationnel, le liquide amniotique a aussi été étudié (Le Moyec *et al.*, 1994 ; Mc Gowan *et al.*, 1999).

3.5. SRM et Métabonome

L'utilisation de la SRM du proton dans les études portant sur la composition des fluides biologiques, couplée au « pattern recognition » pour classifier les données SRM générées, portent en partie sur l'approche métabonomique d'une contribution toxicologique ou pathologique. La SRM *in vitro* est un outil de choix car elle permet une analyse rapide sur de faibles volumes permettant ainsi de minimiser les perturbations pouvant être engendrés par les prélèvements.

Le métabonome permet de mettre en évidence des réponses métaboliques dynamiques d'un organisme, impliquées dans certains processus physiopathologiques (Nicholson *et al.*, 1999). De tels processus peuvent altérés les concentrations et les ratios de certains composés biochimiques endogènes aux cellules et (ou) aux tissus. Ceci peut aboutir à la modification de la composition des fluides biologiques étudiés (Potts *et al.*, 2001). L'interprétation des réponses métaboliques, exprimées dans des échantillons biologiques de composition altérée, par SRM est dépendante de l'élaboration d'une base de données générée à partir d'échantillons biologiques sains et pathologiques. Ainsi, le métabonome est une technique basée sur la SRM haute résolution et les statistiques multidimensionnelles.

BIBLIOGRAPHIE

Amess PN, Penrice J, Wylezinska M, Lorek A, Townsend J, Wyatt JS, Amiel-Tison C, Cady EB, Stewart A. Early brain proton magnetic resonance spectroscopy and neonatal neurology related to neurodevelopmental outcome at 1 year in term infants after presumed hypoxic-ischaemic brain injury. Dev Med Child Neurol. 1999, 41(7):436-45.

Bathen TF, Engan T, Krane J, Axelson D. Analysis and classification of proton NMR spectra of lipoprotein fractions from healthy volunteers and patients with cancer or CHD. Anticancer Res. 2000, 20(4):2393-408.

Bell JD., Brown JC., Sadler PJ. NMR studies of body fluids. NMR Biomed. 1989, 2(5-6):246-256.

Bene GJ, Borcard B, Graf V, Hiltbrand E, Magnin P, Noack F. Proton NMR-relaxation dispersion in meconium solutions and healthy amniotic fluid: possible applications to medical diagnosis.Z Naturforsch [C]. 1982, 37(5-6):394-8.

Bene BC Diagnosis of meconium in amniotic fluids by nuclear magnetic resonance spectroscopy. Physiol Chem Phys. 1980, 12(3):241-7.

Bene G, Borcard B, Graf V, Hiltbrand E, Noack F, Magnin P. Diagnosis of the presence of meconium in amniotic fluid by dispersion curves of the longitudinal relaxations of protons C R Seances Acad Sci D. 1979, 289(16):1275-7.

Bock JL. Metabolic profiling of amniotic fluid by proton nuclear magnetic resonance spectroscopy: correlation with fetal maturation and other clinical variables. Clin Chem. 1994, 40(1):56-61.

Borcard B, Hiltbrand E, Magnin P, Bene GJ, Briguet A, Duplan JC, Delmau J, Guibaud S, Bonnet M, Dumont M, Fara JF. Estimating meconium (fetal feces) concentration in human amniotic fluid by nuclear magnetic resonance. Physiol Chem Phys. 1982,14(3):189-92.

Brown JC, Mills GA, Sadler PJ, Walker V. ^{1}H NMR studies of urine from premature and sick babies. Magn Reson Med. 1989, 11(2):193-201.

Eugene M, Muller F, Dommergues M, Le Moyec L, Dumez Y. Evaluation of postnatal renal function in fetuses with bilateral obstructive uropathies by proton nuclear magnetic resonance spectroscopy. Am J Obstet Gynecol. 1994, 170(2):595-602.

Eugene M, Le Moyec L, de Certaines J, Desruennes M, Le Rumeur E, Fraysse JB, Cabrol C. Lipoproteins in heart transplantation: proton magnetic resonance spectroscopy of plasma. Magn Reson Med. 1991, 18(1):93-101.

Eugene M, de Certaines J, Le Moyec L, Le Rumeur E, Desruennes M, Lechat P, Cabrol C. [Spectroscopy of plasma by proton magnetic resonance during cardiac transplantation] C R Acad Sci III. 1988, 307(2):41-5.

Groenen PM, Peer PG, Wevers RA, Swinkels DW, Franke B, Mariman EC, Steegers-Theunissen RP. Maternal myo-inositol, glucose, and zinc status is associated with the risk of offspring with spina bifida. Am J Obstet Gynecol. 2003, 189(6):1713-9.

Hamamah S, Seguin F, Barthelemy C, Akoka S, Le Pape A, Lansac J, Royere D. [1]H nuclear magnetic resonance studies of seminal plasma from fertile and infertile men. J Reprod Fertil. 1993, 97(1):51-5.

Le Moyec L, Racine S, Le Toumelin P, Adnet F, Larue V, Cohen Y, Leroux Y, Cupa M, Hantz E. Aminoglycoside and glycopeptide renal toxicity in intensive care patients studied by proton magnetic resonance spectroscopy of urine. Crit Care Med. 2002, 30(6):1242-5.

Le Moyec L, Muller F, Eugene M, Spraul M. Proton magnetic resonance spectroscopy of human amniotic fluids sampled at 17-18 weeks of pregnancy in cases of decreased digestive enzyme activities and detected cystic fibrosis. Clin Biochem. 1994, 27(6):475-83.

Le Moyec L, Pruna A, Eugene M, Bedrossian J, Idatte JM, Huneau JF, Tome D. Proton nuclear magnetic resonance spectroscopy of urine and plasma in renal transplantation follow-up. Nephron. 1993, 65(3):433-9.

Le Moyec L, Eugene M, Gauville C, Tatoud R, Ouvrard BN, Calvo F. Lipid profiles of breast cancer cell lines: proton nuclear magnetic resonance spectroscopy. C R Acad Sci III. 1991, 312(1):25-30.

Levels JH, Lemaire LC, van den Ende AE, van Deventer SJ, van Lanschot JJ. Lipid composition and lipopolysaccharide binding capacity of lipoproteins in plasma and lymph of patients with systemic inflammatory response syndrome and multiple organ failure. Crit Care Med. 2003, 31(6):1647-53.

Ma S, Shieh LI, Huang CC. High-resolution proton nuclear magnetic resonance studies of urine from asphyxiated newborn infants. Appl Biochem Biotechnol. 1995, 53(1):37-51.

McGowan PE, Lawrie WC, Reglinski J, Spickett CM, Wilson R, Walker JJ, Wisdom S, Maclean MA. ^{1}H NMR as a non-invasive probe of amniotic fluid in insulin dependent diabetes mellitus. J Perinat Med. 1999, 27(5):404-8.

Mc Gowan PE, Reglinski J, Wilson R, Walker JJ, Wisdom S, McKillpo JH. Quantitative ^{1}H -NMR analysis of amniotic fluid. J Pharm Biomed Anal. 1993, 11 (8):629-32.

Mehier H, Hiltbrand E, Borcard B, Magnin P, Bene G, Peyrin JO. Low field topical nuclear magnetism apparatus in a hospital area. Magn Reson Imaging. 1982, 1(3):143-7.

Nelson KB, Dambrosia JM, Grether JK, Phillips TM. Neonatal cytokines and coagulation factors in children with cerebral palsy. Ann Neurol. 1998, 44:665-675.

Nicholson JK, Lindon JC, Holmes E. 'Metabonomics': understanding the metabolic responses of living systems to pathophysiological stimuli via multivariate statistical analysis of biological NMR spectroscopic data. Xenobiotica. 1999, 29(11):1181-9.

Nicholson JK, Wilson ID. High resolution proton magnetic resonance spectroscopy of biological fluids. NMR spectroscopy. 1989, 21, 449-500.

Tofts PS, Cady EB, Delpy DT, Costello AM, Hope PL, Reynolds EO, Wilkie DR, Gould SJ, Edwards D. Surface coil NMR spectroscopy of brain. Lancet. 1984, 25:459.

Racine SX, Le Toumelin P, Adnet F, Cohen Y, Cupa M, Hantz E, Le Moyec L. N-acetyl functions and acetate detected by nuclear magnetic resonance spectroscopy of urine to detect renal dysfunction following aminoglycoside and/or glycopeptide antibiotic therapy. Nephron Physiol. 2004, 97(4):53-7.

Raio L, Ghezzi F, Mueller MD, McDougall J, Malek A. Evidence of fetal C-reactive protein urinary excretion in early gestation. Obstet Gynecol. 2003, 101:1062-3.

Pu Y, Li QF, Zeng CM, Gao J, Qi J, Luo DX, Mahankali S, Fox PT, Gao JH. Increased detectability of alpha brain glutamate/glutamine in neonatal hypoxic-ischemic encephalopathy. AJNR Am J Neuroradiol. 2000, 21(1):203-12.

Sims CJ, Fujito DT, Burholt DR, Dadok J, Giles HR, Wilkinson DA Quantification of human amniotic fluid constituents by high resolution proton nuclear magnetic resonance (NMR) spectroscopy. Prenat Diagn. 1993, 13(6):473-80.

Vion-Dury J, Nicoli F, Torri G, Torri J, Kriat M, Sciaky M, Davin A, Viout P, Confort-Gouny S, Cozzone PJ. High resolution NMR spectroscopy of physiological fluids: from metabolism to physiology. Biochimie. 1992, 74(9-10):801-7.

Matériels et Méthodes

1. Les Modèles animaux et recueil des fluides biologiques

1.1 Le porcelet Large White

Le modèle animal utilisé était le porcelet Large White, âgé de moins de 24 heures, provenant de l'Institut National de Recherche en Agronomie de Nouzilly-Tours (37). Les animaux étaient placés, dès leur arrivée dans une enceinte thermo régulée. Avant toute manipulation de l'animal, une aseptisation des locaux (salle d'opération et spectromètre imageur) et du matériel utile au protocole était réalisée. Le porcelet subissait alors un rapide examen clinique, l'absence d'ectoparasites était vérifiée et l'animal était pesé. Tous les animaux utilisés dans ce protocole pesaient entre 1,18-1,67 kg avec un poids moyen calculé à 1,47 kg.

1.1.1. Protocole expérimental

Le porcelet était injecté avec 0,2 mg/kg de Midazolam (IM, ROCHE) afin de préparer son système nerveux à l'anesthésie et 50 µg/kg en SC d'atropine permettait de réduire la dépression respiratoire et les sécrétions salivaires. Après 15 minutes de calme, l'anesthésie était induite par voie gazeuse au masque avec 2% d'isoflurane (AERRANE®, Abbot). On procédait alors à son intubation avec une sonde trachéale de 3 mm de diamètre avec ballonnet (KRUUSE, Figure 6). Afin de limiter les circulations de gaz en dehors de la sonde au moment de la réalisation de l'hypoxie, le ballonnet était alors gonflé.

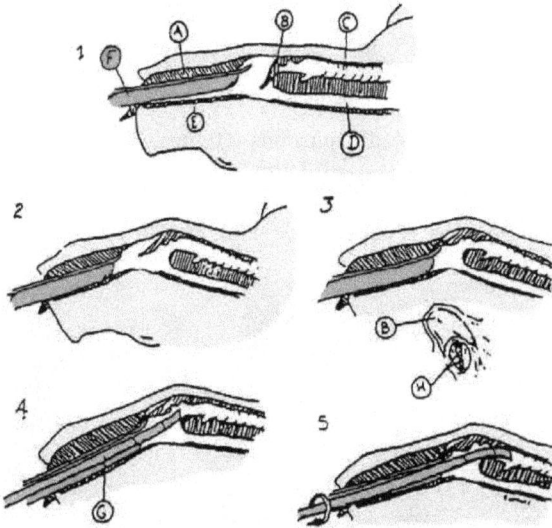

Figure 5 : Illustration des étapes de la méthode d'intubation endotrachéale d'un porcelet en décubitus dorsal : A, langue ; B, Epiglotte ; C, Trachée ; D, Œsophage ; E, Palais dur ; F, Laryngoscope ; G, Sonde endotrachéale ; H, Cordes vocales. (D'après SWINDLE M. 1991)

Le porcelet était alors placé sous anesthésie gazeuse avec un mélange de protoxyde d'azote 75% et d'oxygène 25% contenant 1,5% d'Aerrane® pendant 10 minutes puis 0,8% d'Aerrane® en entretien. La ventilation était réalisée par un ventilateur mécanique (servo ventilator 900B – Siemens Elema) ajusté à une fréquence de 20 battements minutes et un temps d'expiration de 20%. Le volume inspiré, déterminé en fonction du volume mort du respirateur, de la tubulure utilisée et de la masse du porcelet, était réglé à 1,9 ± 0,2 litre/min. Cette anesthésie générale permettait la perte des sensations douloureuses, de la conscience et une relaxation musculaire indispensable avant la chirurgie. L'utilisation d'une table chauffante permettait de pallier à l'hypothermie conséquente à l'anesthésie.

Après anesthésie locale avec 1% de lidocaïne, une incision était effectuée au niveau de la trachée afin de disséquer les deux artères carotides communes. Des ballonnets vasculaires d'occlusions (silicone rubber) étaient alors placés sur les deux carotides, et des capteurs Doppler (capteur souple en silastique – Crystal Biotech) fixés en aval des ballonnets d'occlusions (figure 7). Afin de faciliter l'acte chirurgical, une injection IV de curare (0,08mg/kg –NORCURON) était réalisée avant l'opération, et une dose d'entretien de 0,025 mg/kg est utilisée si nécessaire.

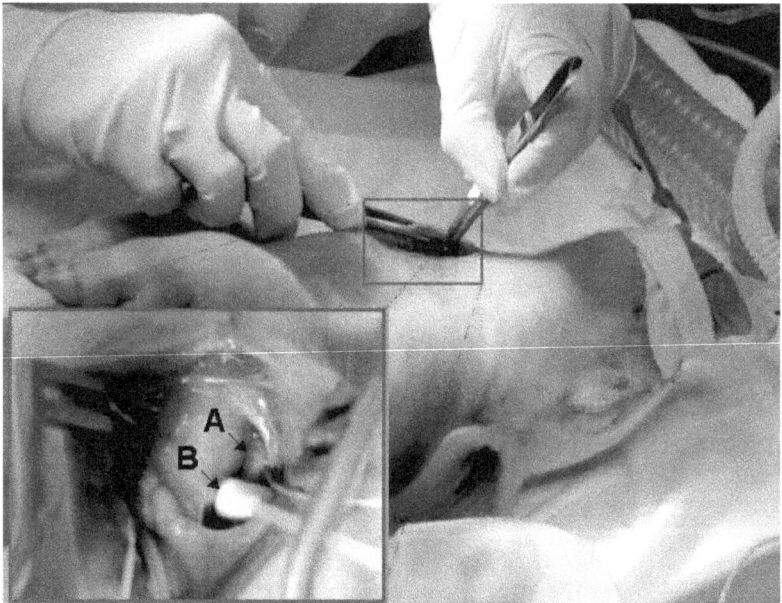

Figure 6 : Mise en place des capteurs Doppler (A) et des ballonnets d'occlusion (B) sur les carotides.

L'animal était immobilisé ensuite placé, après immobilisation, dans une couveuse amagnétique (Medipréma, France), qui a été spécifiquement développée pour s'insérer dans le spectromètre imageur RMN (Bruker). L'ECG, la saturation en oxygène et la température rectale étaient monitorés en continu (système Maglife – BRUKER). Un matelas à eau relié à un circuit de bain chauffé, permettait de contrôler les variations de température de l'animal.

1.1.2. Réalisation de l'accident hypoxo-ischémique cérébral

L'hypoxie était réalisée par réduction de la fraction d'oxygène jusqu'à 5%. Cette valeur a été déterminée afin d'obtenir une saturation en oxygène (SatO$_2$) stable d'une valeur de 40%. Cette modification des paramètres de ventilation provoque une diminution de la SatO$_2$ dès les premières secondes. Mais plusieurs minutes sont nécessaires pour atteindre la valeur de SatO$_2$ stable souhaitée. Le temps nécessaire pour obtenir une SatO$_2$ stable a été déterminé à 8 minutes.

L'ischémie cérébrale était réalisée par l'arrêt du flux sanguin grâce aux ballonnets d'occlusion placés autour des deux artères carotides communes. Les capteurs Doppler placés autour des carotides en aval des ballonnets permettaient de contrôler l'arrêt complet du flux sanguin.

L'hypoxie (5% d'O$_2$) a été démarrée 8 minutes avant l'occlusion des deux carotides comme déterminé précédemment. Une deuxième hypoxie ischémie a été réalisée une heure après la première afin d'obtenir une atteinte suffisamment sévère pour provoquer des lésions cérébrales.

Les critères d'arrêt de l'ischémie ont été déterminés par rapport à la diminution du rapport des concentrations de la phospho-créatine (PCr) et du phosphate inorganique (Pi). Le rapport PCr/Pi initial était calculé par [PCr/Pi]$_0$. La variation pendant l'HI du rapport PCr/Pi, caractéristique du métabolisme énergétique cérébral, était calculée en appliquant la formule suivante : %PCr/Pi = 100* [PCr/Pi]/ [PCr/Pi] $_0$

1.1.3. Ponction Lombaire

La ponction lombaire nous a permis de recueillir environ 500µl de liquide céphalo-rachidien. Cette ponction était réalisée, avant l'accident ischémique, 2 heures après puis en suivi tous les 3 jours, lorsque l'état clinique de l'animal nous le permettait. Brièvement, l'animal était placé sur le flanc droit, son dos arrondi au maximum afin de permettre une bonne visualisation des vertèbres. Une aiguille de 21 gauges était introduite au niveau du cul de sac dural entre l'espace L2-L3 au-dessus du sacrum (figure 4).

1.1.4. Cinétique des expérimentations et suivi des animaux

Les animaux ont été divisés en deux groupes randomisés : un groupe hypoxo-ischémié et un groupe de témoin opéré. Les deux groupes ont subi la même procédure expérimentale décrite précédemment. Après l'opération (intubation et pose des ballonnets), l'animal était au repos pendant 1 heure de façon à stabiliser sa ventilation. Le groupe HI a subi le premier épisode hypoxo-ischémique monitoré par Spectroscopie de Résonance Magnétique du phosphore (SRM ^{31}P). Le deuxième épisode HI est déclenché avec un intervalle d'une heure par rapport au premier. Pendant les 2 accidents, la concentration en Aerrane® est augmentée et maintenue à 1,5%. Dans un premier temps, l'urine et le liquide céphalorachidien ont été prélevés 2 heures après l'accident, pour une étude de faisabilité. En effet, si les résultats obtenus sur ces liquides étaient prometteurs, il était prévu de réaliser ces mêmes prélèvements 7 jours après l'accident HI, afin de corréler les résultats obtenus par SRM [1]H *in vivo* avec la spectroscopie *in vitro*. Le porcelet était alors réanimé et suivi durant 7 jours.

La progression des atteintes cérébrales était évaluée par SRM localisée ^{1}H et par imagerie quantitative T_2 durant 7 jours (T+2 heures, T+3 jours, T+5 jours, T+7 jours). La SRM haute résolution était réalisée sur le liquide céphalorachidien afin de rechercher des marqueurs de l'accident hypoxo-ischémique. La méthode expérimentale est résumée dans le schéma (figure 7) :

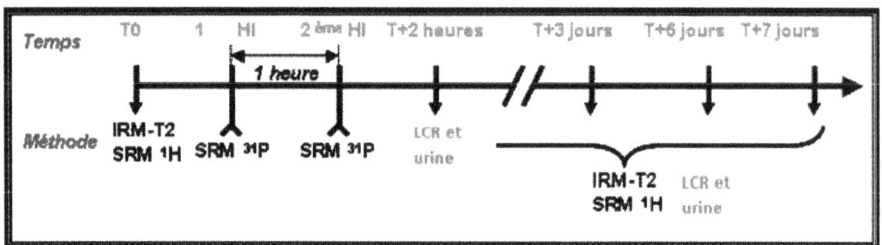

Figure 7 : Cinétique des expérimentations réalisées chez le porcelet nouveau-né.

Les animaux durant tout le protocole expérimental ont été hébergés dans des couveuses thermo régulées et ont été nourris par gavage toutes les 4 heures (Lait de Brebis).

1.2. La femelle gestante Sprague-Dawley

Le modèle animal utilisé est le rat femelle Sprague-Dawley. Les animaux pesaient entre 200 à 270 g au début de l'expérimentation (Harlan France SARL, ZI le Marcoulet Gannat). Dès leur arrivée, les animaux étaient placés en cages individuelles et non manipulés pendant 48 h (temps d'acclimatation). Avant manipulation de l'animal, une aseptisation des locaux et du matériel utile au protocole est réalisée. Les femelles ont été soit accouplées au sein du laboratoire (procédure décrite 1.2.1 Détermination du cycle sexuel) soit chez le fournisseur. Dans ce dernier cas lors de leur arrivée au sein du laboratoire leur gestation était datée de 4 à 6 jours. Toutes les femelles ont été hébergées dans des cages individuelles et maintenues sous un cycle de 12 heures de jours et 12 heures de nuit. La nourriture et l'eau étaient fournies sans restriction.

La grossesse a été confirmée soit par leur gain en poids au fil des jours, par l'impédance vaginale (1.2.1 Détermination du cycle sexuel) ou par imagerie échographique.

1.2.1. Détermination du cycle sexuel

La première semaine suivant leur arrivée, le cycle sexuel de chaque animal a été déterminé à l'aide d'un impédance mètre (Fine Sciences tools, USA). En effet, le cycle sexuel des rats est constitué de 4 phases : le di œstrus, le pro œstrus, l'œstrus et le post-œstrus. Toutes ces phases constituent un cycle qui commence au développement des follicules, en passant par leur maturation, jusqu'à leur dégénérescence en cas de non fécondation. Il a été montré dans la littérature une corrélation étroite entre les variations d'impédance électrique au niveau de la cavité vaginale et les différentes phases du cycle sexuel (Carter *et al.*, 1980). Chez la ratte,

Bartos *et al.* (1977) a utilisé l'apparition d'un accroissement de la valeur de l'impédance synchrone avec la seconde moitié de la phase de pro œstrus. Ceci est la période optimale pour pratiquer l'accouplement et consécutivement il déduit de la non réapparition de ce pic d'impédance un signe diagnostic de la gestation. Après s'être assuré que les femelles étaient dans la phase de reproduction, elles ont été mises au mâle pendant une seule nuit. Le lendemain de l'accouplement les femelles étaient séparées des mâles, isolées en cages individuelles et la date d'accouplement relevée. Ce jour est comptabilisé comme étant le G 0,5.

Pendant au moins les 5 jours qui suivent l'accouplement, l'impédance vaginale des femelles est relevée afin de s'assurer que la gestation a bien débutée, confirmée par la non réapparition du pic d'impédance.

1.2.2. Détermination des groupes de rats femelles gestantes

Les animaux ont été divisés en trois groupes randomisés : un groupe témoin « TEM » (n=27), un groupe injecté avec des lipopolysaccharides noté « LPS » (n=14) et un groupe hyperthermié « HYP » (n=14).

➢ Groupe I : TEM (sham avec injection de solution saline)

➢ Groupe II : Les rattes LPS recevaient une injection intra-péritonéale de 350µg/Kg de LPS (*Escherichia Coli* lipopolysaccharide, sérotype 055:B5, isolé par extraction phénolique, Sigma-Aldrich Chimie S.a.r.l. Lyon, France) 2 jours consécutifs, le 18ème et le $19^{ème jour}$ de gestation. Cette dose a été optimisée lors d'un protocole précédent (voir plus bas).

➢ Groupe III : HYP qui a subi une augmentation de température corporelle pendant 30 minutes, 2 jours consécutifs à G18 et G19.

Chez tous ces animaux un prélèvement de liquide amniotique a été réalisé sous échographie au 19ème jour de gestation.

1.2.3. Cinétique des expérimentations et prélèvements des liquides biologiques

Les différentes étapes du protocole expérimental sont représentées par figure 8.

➤ **Etape 1 : G6-G19 : prélèvement de sang maternel**

Un ml de sang maternel était prélevé, par une des veines caudales sous anesthésie gazeuse (Aerrane®, 1,5%), dans des tubes EDTA (2,5mM) puis centrifugé à 3000 tours/min pendant 15 minutes. Le plasma sanguin récupéré était congelé à une température de -18°C jusqu'à utilisation.

➤ **Etape 2 : G18 : Induction hyperthermie ou inflammation**

  - Groupe HYP :

Pour des raisons techniques et éthiques, il n'a pas été possible de réaliser une hyperthermie pendant 2 jours. Nous avons donc réalisé 2 épisodes d'hyperthermie (un par jour) de 30 minutes. La température des femelles a été élevée à 40°C±0,2°C.

Les animaux étaient placés pendant 1 heure dans une pièce chauffée à 25°C sous anesthésie gazeuse à 1,5% d'Aerrane®. Leur température rectale était monitorée en continue. L'hyperthermie était réalisée avec une couverture chauffante permettant la montée rapide de la température à une valeur de 40°C. Les femelles étaient isolées de la couverture par un drap stérile. Une fois la température atteinte, l'anesthésie ne tend plus à la faire redescendre, la couverture n'est donc plus nécessaire. Pour maintenir leur température des lampes radians sont mis en fonctionnement à une température qui n'excède pas 40°C. Au bout de 30 minutes les radians sont éteints et les femelles retournent à leur température de base en moins de 3 minutes. Ensuite les femelles restent dans la pièce chauffée à 25°C pendant environ une heure afin d'éviter un choc thermique.

  - Groupe LPS :

Pour déterminer la dose optimale de LPS à injecter, nous avons réalisé une étude préliminaire sur 8 femelles (4 gestantes et 4 non gestantes). Les rattes étaient injectées quotidiennement avec des doses de 50µg/Kg/jour à 1500µg/Kg/jour pendant 2 jours consécutifs. La température des femelles ainsi injectées était alors suivie pendant 48 heures toutes les 2 heures. Aucune femelle n'est décédée dans ce protocole. En dessous de 300µg/Kg/jour la température corporelle des femelles n'a pas dépassé 37,2°C, alors qu'au-dessus de 400µg/Kg/jour les femelles montraient des signes de fébrilité pendant plus de 48h. Nous avons donc choisi la dose intermédiaire à 350µg/Kg/jour pendant 2 jours.

L'injection intra-péritonéale (aiguille de 24 gauges) était réalisée, à 18 jours de grossesse, sous échographie. On s'assurait ainsi qu'aucune injection ne se faisait directement dans l'utérus ou dans un des sacs gestationnels. Le matériel échographique utilisé est un système ESAOTE Technos connecté à un transducteur linéaire de fréquence 14 Mhz. Le champ de vision a été fixé pour l'imagerie à 21mm de profondeur et 32mm de large.

- Groupe TEM :

Dans les mêmes conditions opératoires (procédures anesthésiques) que pour les autres groupes, les témoins ont reçu une injection écho guidée de solution saline (NaCl 0,9%).

> **Etape 3 : G19 : 2ième jour d'induction d'hyperthermie ou d'inflammation et amniocentèse**

Au 19ème jour la même procédure décrite précédemment était réalisée chez ces animaux et un échantillon de liquide amniotique était prélevé puis étudié par SRM ^{1}H. Les animaux anesthésiés (gaz, 1,5% Aerrane®) étaient placés en *décubitus dorsal* sur une table chauffante permettant de maintenir leur température corporelle, leur ventre était rasé, désinfecté et recouvert d'un drap stérile.

Pour la mise au point de la ponction de liquide amniotique sous amniocentèse 3 groupes d'animaux ont été réalisés :

- Groupe A : animaux dont la ponction est réalisée après chirurgie n=7
- Groupe B : animaux avec ponction sous échographie n=6
- Groupe C : animaux témoins sans ponction n=5

⇒ *Ponction par chirurgie*

Une laparotomie d'environ 3 cm a été pratiquée le long de la ligne blanche ventrale. L'utérus bicorne était exposé à l'air libre afin de distinguer les sacs gestationnels.

Cette étape est délicate car il est nécessaire d'exercer le moins de traction sur l'utérus et les fœtus, et s'assurer qu'aucune torsion ne se produise afin de prévenir une ischémie. Durant toute l'opération la température maternelle était monitorée et l'utérus continuellement hydraté en surface avec de l'eau stérile chauffée à 37°C, pour minimiser les pertes en température des fœtus.

A l'aide d'une aiguille de 24 gauges le liquide amniotique a été ponctionné à travers les sacs gestationnels. Un maximum de 0,1ml de LA par sac était récupéré et un volume identique de liquide physiologique chauffé à 37 °C était réinjecté. Au maximum, 5 sacs gestationnels par femelle étaient ponctionnés. L'utérus était repoussé, le plan musculaire et le plan cutané étaient refermés avec du vicryl résorbable.

⇒ *Ponction par échographie*

Un système échographique identique à celui utilisé pour l'injection intra péritonéale a été utilisé pour l'amniocentèse écho guidée (ESAOTE Technos). Après visualisation des sacs gestationnels, la ponction était réalisée avec une aiguille de 24 gauges directement à travers la peau et le muscle abdominal. Comme pour la chirurgie 0,1 ml de LA était prélevé et remplacé par du liquide physiologique chauffé à 37°C.

Le liquide amniotique prélevé par chirurgie ou échographie était immédiatement congelé sauf si la présence de sang était soupçonnée, auquel cas le liquide était centrifugé à 3000 tours/min pendant 5 min puis congelé à -18°C.

Les femelles étaient alors replacées dans des conditions d'hébergement normales et surveillées jusqu'à leur accouchement.

➤ **Etape 4 : G21-G22-G23 : Parturition et suivi des nouveau-nés**

Les dates de parturition ont été relevées ; ce jour correspond au jour J0 post-natal (J0PN). A cette même date, les portées ont été limitées au nombre de tétines dans chaque groupe. Le dénombrement, la pesée et la mesure sont réalisés du J2PN au J15PN, ceci afin de ne pas perturber la mère et sa portée.

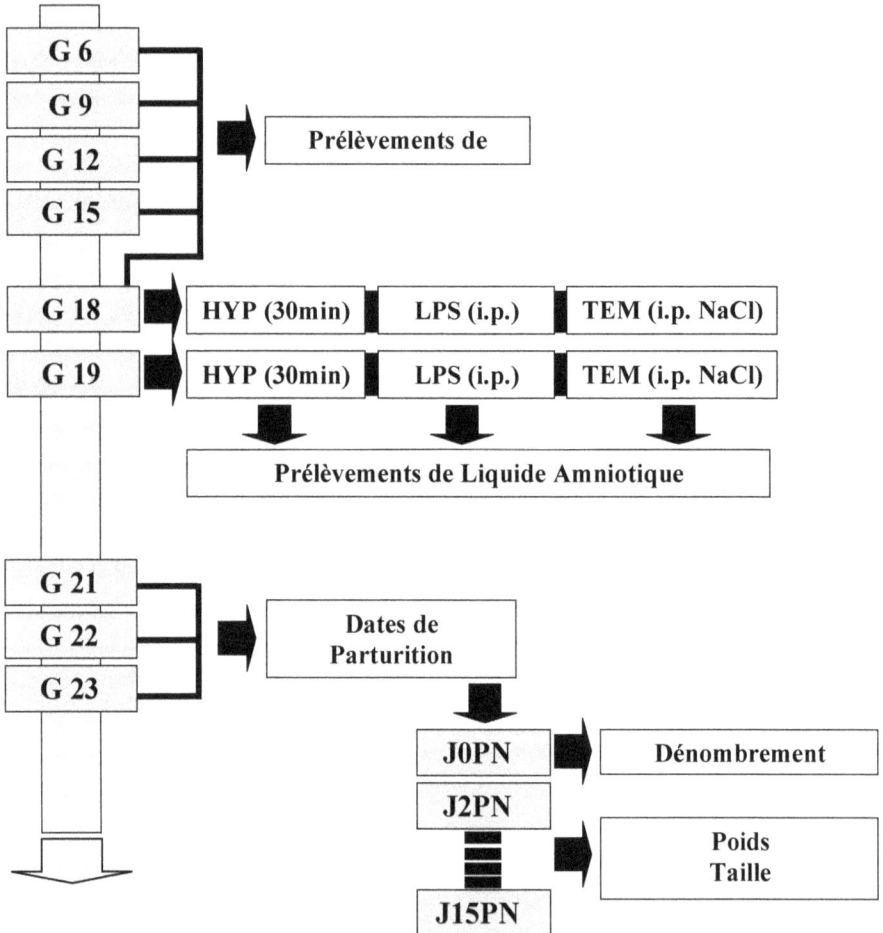

Figure 8 : Cinétique du protocole expérimental réalisé chez les femelles gestantes Sprague-Dawley

2. Outils RMN

Les études SRM *in vivo* et IRM ont été réalisées sur un Spectromètre imageur Biospec de 2,35 Teslas avec gradients écrantés (Bruker, Karslruhe, Allemagne). Cet appareil d'un diamètre utile interne de 24 cm, résonne à 100,155 MHz pour le proton et à 40,567 MHz pour le phosphore 31. Le porcelet est inséré dans un incubateur amagnétique (Médipréma, Tours, France), et la tête de l'animal est placée dans une antenne double accord (^{1}H/^{31}P) spécialement développée à cet effet. Les études SRM *in vitro* du liquide céphalorachidien ont été réalisées sur un Spectromètre AM200WB (Bruker, Karslruhe, Allemagne). Les études SRM *in vitro* du liquide amniotique et du plasma sanguin maternel ont été réalisées sur un spectromètre AVANCE DRX 500SB (Bruker, Karslruhe, Allemagne).

2.1. SRM ^{31}P

L'acquisition des spectres phosphore est réalisée avec une séquence à une impulsion, dont les paramètres d'acquisition sont : un temps de répétition de 2 secondes, un angle de bascule de 90°, 128 accumulations d'une durée d'acquisition de 256 secondes collectées sur une fenêtre spectrale de 1250 Hz. Les signaux de précession libre (FIDs) recueillis sont multipliés par une fonction exponentielle afin de réhausser le rapport signal/bruit (LB : Line Broadening de 20 Hz) avant l'application d'un « Zero Filling » et d'une transformation de Fourier. Après transfert sur une station de traitement (SPARC 5 SUN), les aires des pics d'un spectre phosphore sont déterminées via un logiciel spécifique (Felix, ACCELRYS-USA) après correction manuelle de la phase (d'ordre 0 et 1) et de la ligne de base (fonction SPLINE). Les différents pics du spectre (Pi, PCr, αATP, βATP, γATP) seront ajustés par des fonctions Lorentziennes et leurs surfaces déterminées par intégration. Le pH intracellulaire (pHi) est déterminé à partir du déplacement chimique du phosphate inorganique (δPi) par rapport à la PCr et de la courbe de titration de l'acide phosphorique dérivée de l'équation de Henderson-Hasselbalch :

$$\text{pHi} = 6.77 + \log\ (\delta\text{Pi}-3.29)/(5.68-\delta\text{Pi})$$

2.2. IRM quantitative T_2

Les acquisitions sont réalisées en utilisant une séquence multi coupes multi échos classique. Une acquisition sagittale est réalisée en début d'expérimentation afin d'avoir un repositionnement reproductible du cerveau du porcelet.

L'acquisition sagittale permet également de positionner les coupes coronales de l'imagerie quantitative T_2. Les coupes coronales sont toujours positionnées de façon identique entre les porcelets (fig.9). 56 images correspondant à 7 coupes et de huit échos par coupe vont permettre les calculs de cartographie T_2. Les paramètres d'acquisition de cette séquence sont : un temps de répétition de 889,5 ms, un temps d'écho de 30 ms, une matrice de 256x256, un champ de vision de 13 cm pour un temps d'acquisition de 15 min. 11sec.

Les calculs des temps de relaxations T_2 sont réalisés sur les régions d'intérêts (ROI) de la cartographie T_2 qui correspond à la coupe choisie. Ces mesures des valeurs de T_2 sont réalisées sur 3 régions d'intérêt définies dans le paragraphe 2.4.3. Chaque ROI est réalisée manuellement afin d'obtenir une surface de 25 pixels ($6mm^2$). Ces valeurs de T_2 sont exprimées en millisecondes (moyenne ± écart-type).

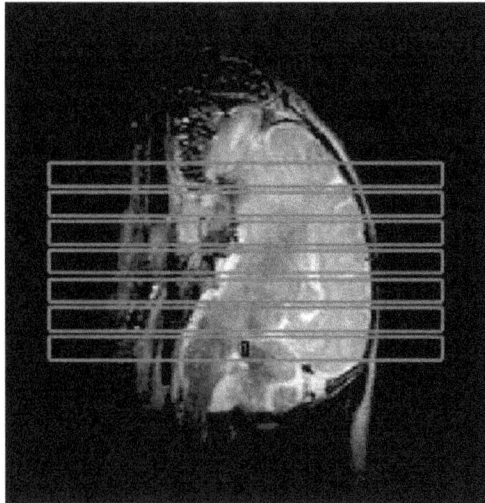

Figure 9 : Positionnement des coupes coronales sur une image sagittale centrale.

2.3. SRM [1]H *in vivo*

Les acquisitions par spectroscopie localisée sont réalisées par une séquence d'écho stimulé (STEAM) couplée à trois impulsions de suppression du pic de l'eau (PRESS). Cette séquence utilise un TR de 2000 ms et un TE de 270 ms. Le voxel cubique (8ml) est centré sur le thalamus en utilisant une image coronale réalisée durant les mesures de T_2 (fig.9bis). Après avoir shimmé sur le voxel localisé en utilisant un signal sans suppression de l'eau, 256 FIDs sont acquis sur 2K avec une fenêtre spectrale de 625 Hz. Les FIDs sont alors multipliés par une fonction exponentielle, correspondant à un ''Line Broadening'' de 3 Hz avant la transformation de Fourier. Les pics de Cr, Cho, Naa, et Lac sont analysés selon une procédure identique à celle utilisée pour les spectres phosphore.

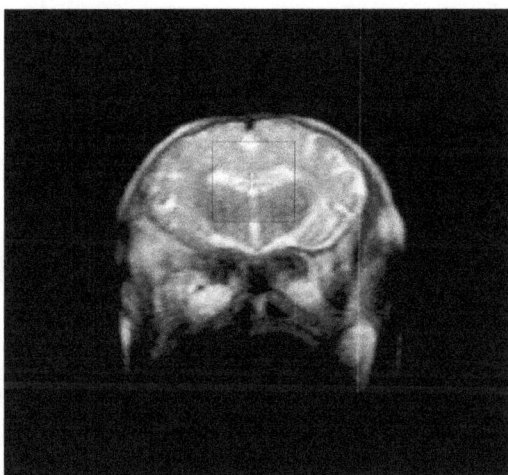

Figure 9 bis : localisation du voxel sur une coupe coronale des acquisitions en pondération T_2

2.4. SRM [1]H *in vitro*

2.4.1. Le liquide céphalorachidien

L'échantillon lyophilisé, repris dans 500µl d'eau deutérée contenant 0,1mM d'acide TriméthylSilylPropionique (TSP), est placé dans un tube RMN de 5 mm de diamètre pour la première acquisition. Il est additionné de formate en concentration variable pour la seconde acquisition. Chaque échantillon donnera ainsi 2 spectres : le premier avec le fluide biologique natif et le second avec ce même liquide surchargé en formate. L'acquisition est réalisée avec une antenne 5 mm $^1H/^{13}C$, c'est une impulsion simple précédée d'une saturation sélective de l'eau visant à éliminer son signal. Cette séquence utilise un D1 de 1s, D2 de 4s, D3 de 3µs, DE de 300µs et un TR de 6.96s. De plus, 2048 FIDs sont acquis sur 2K et une fenêtre spectrale de 2083 Hz.

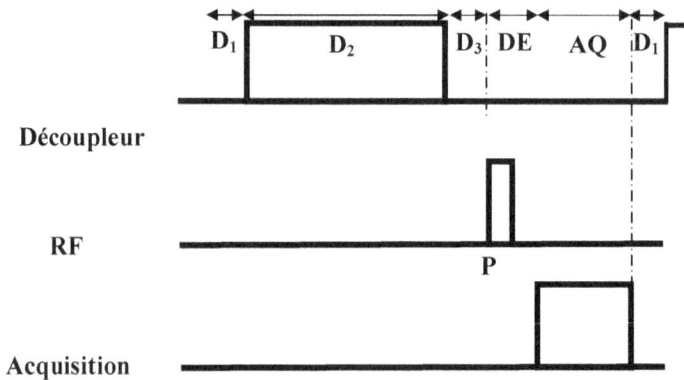

Figure 10 : Chronogramme de la séquence utilisée.

2.4.2. Le liquide amniotique et le plasma sanguin

Les fluides biologiques natifs ont été utilisés. Tous les échantillons ont eu la même dilution à savoir 400 µl de liquide ajouté à 100 µl d'eau deutérée puis ont été placés dans un tube RMN de 5 mm de diamètre. Toutes les acquisitions sont faites à 293°K.

Plusieurs séquences d'acquisition ont été réalisées :

2.4.2.1. Quantification par ERETIC et Métabonome

➢ Séquence ERETIC : développée au sein du Laboratoire de RMN de Tours par Laurent Barantin. C'est une méthode permettant l'ajout lors de l'acquisition du signal RMN d'une référence électronique externe correspondant à une concentration théorique de 1.46mM.

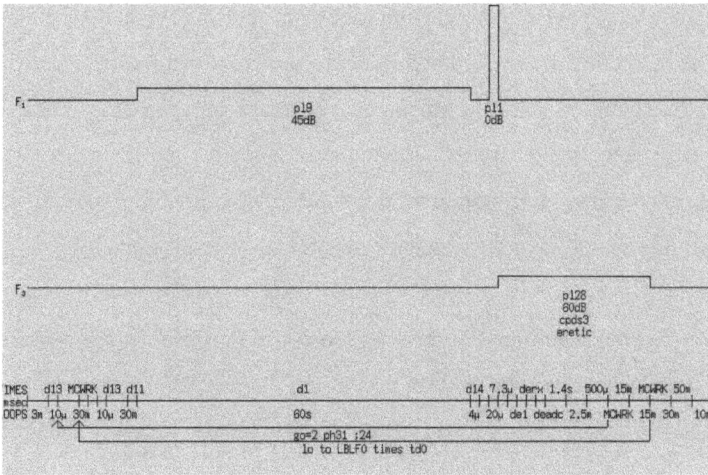

Figure 11 : Chronogramme de la séquence ERETIC

Cette séquence est une séquence simple impulsion avec pré saturation du signal de l'eau. Elle utilise un TR de 60s. Un nombre de scans de 256 ont été acquis sur un time domaine de 32K. ERETIC est un pulse de forme exponentielle décroissante émis sur un canal secondaire (F3) lors de l'acquisition. Sa position et son amplitude dans le spectre sont contrôlées par le PL3 (atténuation du signal envoyé) et O3. Dans nos séquences, ERETIC a été auparavant calibré pour correspondre à une valeur de 1,46 mM en relaxation totale dans le tube RMN.

> ➤ Séquence de Carr-Purcell-Meiboom-Gill (CPMG) pour éliminer les T_2 courts sur les échantillons de plasma (séquence 1D). Afin d'éviter des erreurs de quantification lors de recouvrement entre des raies fines et des raies larges une séquence CPMG avec pré saturation du signal de l'eau est utilisée. Cette séquence correspond à une séquence d'écho de spin. Un nombre de scans de 64 ont été acquis sur un TD de 16K et le TE a été fixé à 40 ms.

2.4.2.2. Mesure des temps de relaxation longitudinale (T_1) et transversale (T_2)

> ➤ Séquence d'Inversion Récupération pour la mesure du T_1.

Cette séquence fait appel à une inversion totale (pulse de 180°) de toute l'aimantation puis un délai variable (vd) va permettre à cette dernière d'évoluer (retour à l'équilibre plus ou moins complet selon la valeur de vd) avant un deuxième pulse (90°) qui permettra alors la lecture du signal. L'acquisition se fait sur un mode 2D, la deuxième dimension correspond aux nombres de valeurs de variable (vd) utilisées. Les paramètres utilisés lors de cette séquence sont : TD_{f2} = 16K points, ns = 8, D_1 = 30s, TD_{f1} = 10.

➢ Séquence de Carr-Purcell-Meiboom-Gill (CPMG) pour la mesure du T_2. Cette séquence permet, après bascule de 90° de l'aimantation, de laisser évoluer le système pendant un temps variable (vd) de façon à laisser déphaser les aimantations élémentaires puis à appliquer une impulsion de 180°. Celle-ci a pour effet d'inverser la position des aimantations dans le plan de mesure. En conséquence, les aimantations les plus rapides "rattraperont" les aimantations les plus lentes. Par symétrie, les aimantations se retrouveront parallèles (en phase) au bout d'un temps vd après l'impulsion de 180°. L'aimantation totale passera alors par un maximum détecté par l'antenne comme un écho. Cet écho fait référence au signal de précession libre qui a suivi l'impulsion de 90° pondéré par la relaxation spin spin seulement. L'acquisition se fait sur un mode 2D, la deuxième dimension correspond aux nombres de valeurs de variable (vd) utilisées. Les paramètres utilisés lors de cette séquence sont : TD_{f2} = 16K points, ns = 16, D_1 = 60s, TD_{f1} = 10.

2.4.2.3. Mesure du coefficient de diffusion apparent (CDA)

➢ Séquence d'écho de spin stimulé utilisant les gradients bipolaires :

Séquence 2D pour la mesure du CDA a été utilisée avec suppression de l'eau (Watergate). Echo de spin utilisant des gradients bipolaires pour la diffusion (STEbp). Cette séquence utilise une durée d'application de gradient (δ) = 3ms et un temps (Δ) = 50ms séparant chaque application de gradient. 16 valeurs de gradients allant de 0,67G/cm à 32 G/cm, NS=256 sont utilisés.

2.5. Traitements des spectres à 1 dimension

2.5.1. Liquide céphalorachidien

Le traitement des spectres est réalisé sur une station SPARC 5 (SUN) par le logiciel FELIX (MSI, San Diego). Les FID (domaine temporel) obtenus sur le spectromètre sont transférés sur la station. Le logiciel FELIX permet d'appliquer une apodisation (réduction du bruit par multiplication du FID par une exponentielle décroissante) et un "zérofilling" au FID puis une transformation de Fourrier (passage au domaine fréquentiel). Ensuite les spectres sont phasés et leur ligne de base est corrigée par approximation par un polynôme d'ordre 5. Le spectre obtenu est enfin approximé par des modèles théoriques de lorentziennes, permettant l'accès aux aires des pics des métabolites présents dans le fluide.

2.5.2. Liquide amniotique et sang

Tous les spectres sont traités sous XwinNMR qui est aussi le logiciel d'acquisition du spectromètre Avance DMX500. Ainsi le FID est multiplié par une exponentielle décroissante (afin de réduire le bruit), un "zérofilling" de la valeur du TD est appliqué avant de faire la transformée de Fourier. La phase et la ligne de base sont ensuite corrigées. Pour l'étude des profils spectraux, le logiciel AMIX (Bruker, Karslruhe, Allemagne) a été utilisé (cf 2.6.2.3. Métabonome). Ce logiciel permet l'approche métabonomique.

2.6. Mesure des concentrations, du CDA et des temps de relaxation

2.6.1. Liquide céphalorachidien

Les concentrations des différents composés sont déterminées à partir de la mesure de l'aire des pics. Le TSP permet d'identifier les raies présentes en fonction de leur propre déplacement chimique. Il n'est pas utilisé comme référence quantitative pour déterminer les concentrations des métabolites car il interagit avec les macromolécules et voit son signal varier selon leur quantité. En effet il possède une chaîne aliphatique courte et peut donc se lier aux molécules (KRIAT, 1992). Lors du traitement il faut normaliser les 2 spectres (obtention de la même échelle d'intensité) obtenus par échantillon, pour cela on fait intervenir l'aire du pic d'acétate. Le formate ajouté est utilisé comme référence pour déterminer la concentration en formate natif dans le fluide.

La relation utilisée pour ce calcul nous permet de s'affranchir de la saturation partielle (F_{T1}) des 2 métabolites (cf équation 3) pour la détermination de la concentration initiale en formate C_F (cf équation 1).

Equation 1

$$C_F = \frac{C_{Aj}/s}{(1/r - 1/s)}$$

$$r = \frac{A_{1F} \cdot F_{FT1}}{A_{1acétate} \cdot F_{AT1}} \qquad s = \frac{A_{2(F+Aj)} \cdot F_{FT1}}{A_{2acétate} \cdot F_{AT1}}$$

Les formules r et s dans le calcul de la concentration C_F peuvent être simplifiées. On peut ainsi enlever les facteurs de saturation partielle de ces formules.

$A_{1acétate}$ et A_{1F} : aires des pics d'acétate et de formate natif du spectre 1.

$A_{2acétate}$ et $A_{2(F+Aj)}$: aires des pics d'acétate et de formate natif + ajouté du spectre 2.

C_{Aj} et C_F : concentrations en formate ajouté et en formate natif.

La concentration en formate (C_F) sert de référence pour le calcul des concentrations des autres métabolites (KRIAT, 1992) (cf équation 2).

Equation 2 $$C_M = F_D \cdot \frac{C_F \cdot A_M \cdot F_{MT1}}{A_F \cdot N_M \cdot F_{FT1}}$$

F_D : facteur de dilution dû à la surcharge en formate.

A_F et A_M : aires des pics de formate et du métabolite étudié.

C_F: concentrations du formate natif.

C_M : concentration du métabolite étudié.

F_{MT1} et F_{FT1} : facteurs de correction de T_1 pour la résonance du métabolite et du formate.

N_M : Nombre de noyaux du métabolite étudié.

Pour déterminer les facteurs de correction T_1 de saturation partielle, l'équation suivante a été utilisée (KRIAT, 1992) :

Equation 3
$$F_{T1} = \frac{1}{1 - e^{-\frac{TR}{T1}}}$$

2.6.2. Liquide amniotique et sang

2.6.2.1. Calibration de ERETIC

Le signal ERETIC a été calibré avec une gamme de tube de composition et de concentrations connues allant de 0,1 Mm à 1 M. Suite à cette étape de calibration, l'aire du pic ERETIC correspond à une concentration de 1.46 mM dans le tube RMN.

2.6.2.2. Quantification

Les concentrations des différents composés sont déterminées à partir de la mesure de l'aire des pics (équation 4). Le signal de ERETIC sert de référence quantitative pour déterminer les concentrations des métabolites.

Equation 4 $\quad C_M = (A_M/N_M)*1.46/A_{ERETIC} *F_D$

A_M et A_{ERETIC} : aires des pics du métabolite étudié et de ERETIC

C_M : concentration du métabolite étudié.

N_M : nombre de noyaux du métabolite étudié.

F_D : facteur de dilution

Aucun facteur de correction pour la saturation partielle n'est appliqué dans ce cas car nous nous sommes placé à des TR = 60s qui sont supérieurs à $5T_1$. Nous sommes donc en relaxation totale.

2.6.2.3. Métabonome

Pour l'approche métabonomique, le logiciel AMIX (Bruker, Karslruhe, Allemagne) a été utilisé. Ce logiciel permet de découper les spectres en différentes zones très petites (buckets), ceci en fonction du déplacement chimique des composés.

Ainsi chaque spectre a dans un premier temps été découpé en régions de 0.01ppm, l'aire de chaque région a été ramenée à l'aire totale du spectre étudié après élimination de l'aire générée par les résidus de l'eau (de 4,8 à 5,15 ppm). Dans un second temps la somme des régions constituantes soit un métabolite soit un massif, a été calculée. Ceci afin de s'affranchir de la variabilité du déplacement chimique de certains composés sur certaines régions spectrales (en particulier les composés aromatiques) et afin de ne pas découper les signaux générés de certains composés en plusieurs régions.

Ainsi, les spectres plasmatiques obtenus au cours de la gestation (G6, G9, G12, G15 et G19) ont été découpés en 18 régions. Le but d'une telle approche métabonomique avec seulement 18 régions étant de limité au maximum les quantités de données pouvant être générées lors d'une approche métabonomique.

Les spectres de plasma sanguin obtenus à G19 dans les 3 groupes d'animaux ont été découpés en 33 régions afin d'affiner la discrimination entre les 3 groupes d'animaux, le but étant de mettre en évidence des marqueurs caractérisant chaque groupe étudié. Les spectres de liquide amniotiques, étant plus riches que les plasmas sanguins à G19 ont été découpés en 63 régions. Ceci ayant aussi pour but de pouvoir discriminer le plus finement possible chaque groupe d'individus.

2.6.2.4. Calcul des coefficients de diffusion apparents (CDA)

Les utilitaires du logiciel Xwin NMR nous ont permis de calculer les CDA des métabolites du liquide amniotique. Le CDA est calculé à partir de la décroissance de l'intensité des pics en fonction de la force des gradients appliquée au cours de l'acquisition. Ainsi le CDA est donné par l'équation 5.

Equation 5 $\qquad A = A_0\, e^{-b\, CDA}$ avec $b = \gamma^2\, g^2\, \delta^2\, (\Delta - \delta/3)$

A : aire du métabolite observé.

A_0 : aire du métabolite non atténué.

CDA : le coefficient de diffusion.

γ : ratio gyromagnétique du noyau observé.

g : la force du gradient

δ : durée d'application du gradient

Δ : temps de diffusion entre 2 gradients de force différentes

2.6.2.5. Mesure des T_1 et T_2

Les utilitaires du logiciel Xwin NMR nous ont permis de calculer les T_1 et T_2 des métabolites du liquide amniotique. Les valeurs de T_1 et de T_2 des métabolites sont calculées selon les équations 6 et 7.

Equation 6 $\qquad I = I_0 (1\text{-}2e\text{-}^{t/T1})$

Equation 7 $\qquad I = I_0\, e^{-t/T2}$

3. Analyse statistique

3.1. Chi deux, ANOVA (analyse de variances) et Test T

Les résultats étaient exprimés en fonction de la moyenne ± SEM. Un test Chi Deux est appliqué pour comparer les dates de parturition, la différence est considérée comme significative pour p<0,1 (nombre d'individus < 50). Une ANOVA est utilisée pour comparer le nombre de nouveau-nés par portée et la différence est significative pour p<0,05. Un test T est utilisé pour comparer la taille et le poids des nouveau-nés pendant les 15 premiers jours de vie (significatif pour p<0,05). Un test Anova est utilisé pour comparer l'évolution de l'index pondéral des petits (significatif pour p<0,05).

3.2. Analyse en composante principale (ACP) et description des variables continues (DESCO) : le logiciel SPAD

Pour chaque étude (urine et liquide céphalorachidien de porcelet, suivi du plasma sanguin au cours de la gestation « non pathologique » du rat femelle, plasma sanguin et liquide amniotique prélevés à G19 dans les groupes TEM, HYP et LPS chez le rat femelle), une analyse en composante principale a été réalisée. Cette technique permet de décrire les relations entre plusieurs variables continues (profil métabonomique et concentration des métabolites) ayant servi à caractériser les modalités (groupe animal) d'une étude. Ces variables sont vectorisés lors de la représentation graphique de l'ACP. De plus, l'ACP permet de discriminer les modalités qualitatives (groupe d'animaux) par les variables continues vectorisées, cependant cette méthode ne donne pas accès au seuil de significativité (probabilités et tendances) des résultats obtenus. Parallèlement une description statistique (DESCO) permet de caractériser statistiquement les modalités par les variables continues. Cette technique compare la moyenne de tous les individus composants une modalité à la moyenne de la totalité des individus de toutes les modalités. La caractérisation peut être positive ou négative, c'est-à-dire que les variables continues sont soit surreprésentées soit sous-représentées dans les différentes modalités. Dans les paramétrages de la DESCO entre les variables continues a permis de superposer les résultats obtenus en mode DESCO avec ceux obtenus en mode ACP. Afin de simplifier les résultats de l'ACP, nous n'avons fait apparaître sur les graphiques, que les vecteurs mettant en évidence des corrélations significatives ($p < 0.05$) ou à fortes tendances ($0.05 < p < 0.1$) entre les modalités et les variables.

Pour l'étude de l'urine et du liquide céphalorachidien du porcelet témoin et HI, les variables continues ont été considérées comme fortement ou significativement caractérisées pour $p < 0.1$ et pour $p < 0.05$, respectivement, et ceci de façon positive (variables continues surreprésentées) ou négative (variables continues sous-représentées) par les modalités (2 groupes d'animaux). Les fortes tendances ($p < 0.1$) sont prises en compte du fait du faible nombre d'échantillons (<10 individus).

Pour l'étude sur le suivi du plasma sanguin au cours de la gestation G6, G9, G12, G15 et G19, les variables continues ont été considérées comme fortement ou significativement caractérisées pour $p < 0.1$ et pour $p < 0.05$, respectivement, et ceci de façon positive ou négative par les modalités (5 groupes d'animaux). Les fortes tendances ($p < 0.1$) sont prises en compte du fait du faible nombre d'échantillons (n=5 individus).

Pour l'étude du plasma sanguin à G19 chez les TEM (n=6), HYP (n=5) et LPS (n=7), les variables continues ont été considérées comme fortement ou significativement caractérisées pour $p<0.1$ et pour $p<0.05$, respectivement, et ceci de façon positive ou négative par les modalités (3 groupes d'animaux). Les fortes tendances ($p<0.1$) sont prises en compte du fait du faible nombre d'échantillons (n=18 individus).

Pour l'étude du liquide amniotique à G19 chez les TEM (n=12), HYP (n=12) et LPS (n=12), les variables continues ont été considérées comme significativement caractérisées pour $p<0.05$, et ceci de façon positive ou négative par les modalités (3 groupes d'animaux).

Résultats

1. Etude par SRM ^{1}H et IRM d'un modèle d'hypoxie ischémie cérébrale : le porcelet nouveau-né.

Deux HI cérébrales successives ont été provoquées par diminution de l'apport en oxygène à 4% dans le mélange gazeux insufflé à l'animal et par occlusion des artères carotides communes. Le premier épisode hypoxo-ischémique a été monitoré par SRM ^{31}P. Le deuxième épisode HI a été déclenché avec un intervalle d'une heure par rapport au premier, toujours monitoré par SRM ^{31}P. Les porcelets ont ensuite été réanimés et suivi durant 5 jours. La SRM ^{31}P a permis de contrôler la sévérité de l'accident HI. Le lactate in vivo dans le groupe HI a été détecté dès 2 heures post HI et pendant les 5 jours après l'accident par SRM ^{1}H. Les rapports de Lactate/N-acétyl-aspartate, Lactate/Choline et Lactate/Créatine sont significativement augmentés dans le groupe HI dès 2 heures après l'accident et restent élevés durant les 5 jours de suivi. De plus, l'imagerie quantitative T_2 montre une dilatation ventriculaire et une augmentation des valeurs moyennes de T_2 dans la substance blanche pariétale pendant les 5 jours qui suivent l'accident dans le groupe HI par rapport aux témoins. Le modèle d'hypoxie ischémie cérébrale est un modèle reproductible tant aussi bien au niveau de la sévérité de l'accident, qu'au niveau de l'uniformité des lésions cérébrales induites.

Publication :

"A newborn piglet study of moderate hypoxic-ischemic brain injury by 1H-MRS and MRI", Magnetic Resonance Imaging. 2004 May;22(4):457-65.

2. Exploration par SRM ^{1}H du liquide céphalorachidien et de l'urine dans le modèle porcelet hypoxo-ischémié.

Nous avons comparé, par SRM ^{1}H, les concentrations de certains métabolites du LCR et de l'urine chez les porcelets HI et les porcelets témoins à un jour de vie.

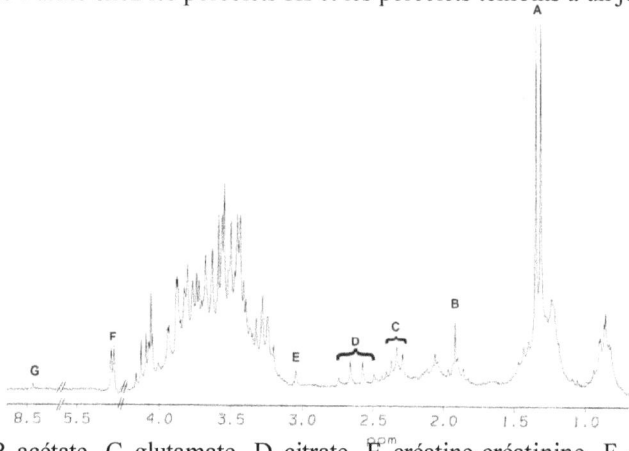

A lactate, B acétate, C glutamate, D citrate, E créatine-créatinine, F glucose et G formate

Figure 14 : spectre ^{1}H du LCR de porcelet témoin

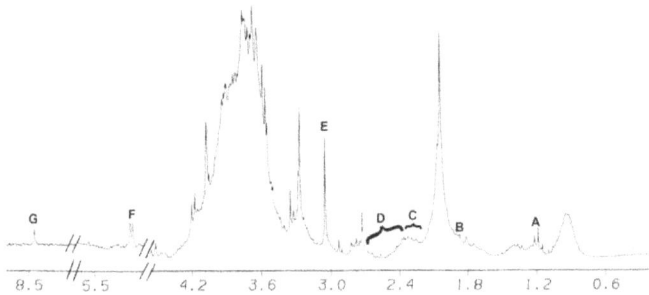

A lactate, B acétate, C glutamate, D citrate, E créatine-créatinine, F glucose et G formate.

Figure 15 : spectre ^{1}H de l'urine de porcelet témoin

Les résultats concernant les concentrations des métabolites du LCR et de l'urine significativement différents entre les 2 groupes d'animaux sont représentés par les graphiques 1 et 2 (flèches rouges pour p<0,05, flèches bleues pour p<0,1).

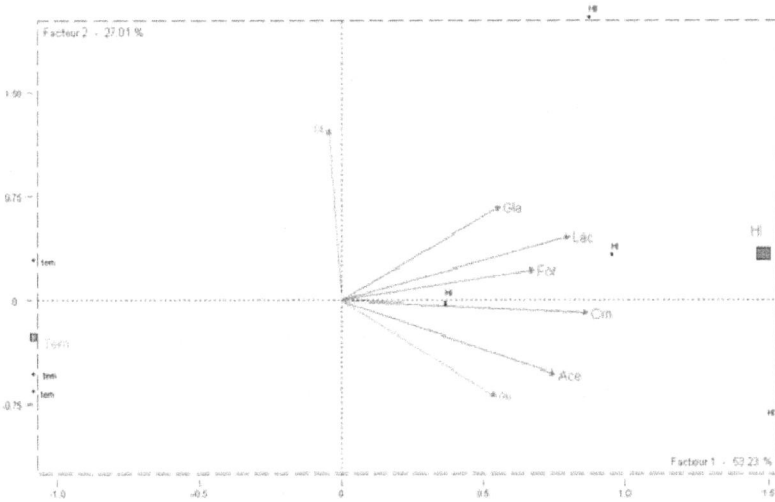

Graphique 1 : Plan de projection des 2 premières composantes en ACP des concentrations des métabolites du liquide céphalorachidien

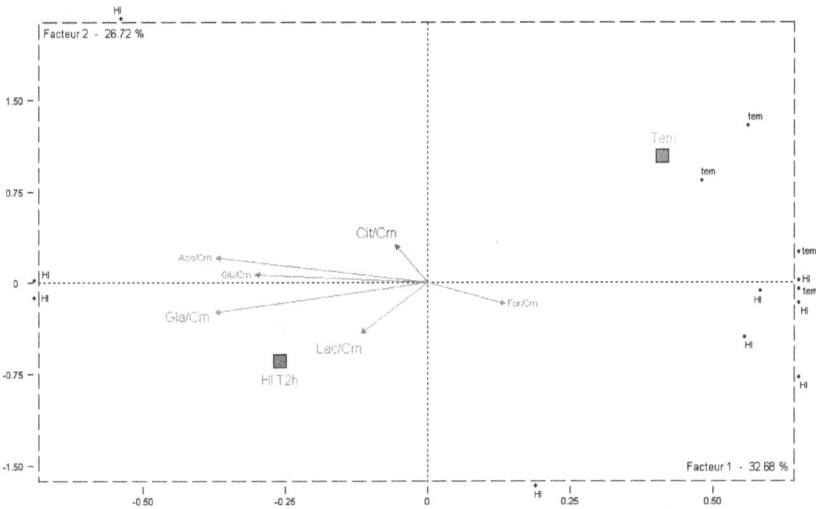

Graphique 2 : Plan de projection des 2 premières composantes en ACP des concentrations des métabolites de l'urine de porcelet

Dans le LCR, la discrimination des groupes HI et TEM suivant le plan de projection F2 est importante. Dans l'urine cette discrimination se fait préférentiellement au niveau de la composante F1.

Le tableau 2 indique les T_1 des métabolites du LCR et de l'urine de porcelet utilisés pour le calcul des concentrations des métabolites.

Métabolites	Lac	Ace	Gla	Cit	Crn	Glu	For
T_1 LCR (s)	2,15	6,57	1,75	0,56	2,73	4,31	7,01
T_1 urine (s)	1,80	5,75	1,50	0,45	2,36	1,55	7,01

Tableau 2 : T_1 des métabolites du LCR et de l'urine de porcelet

Les résultats concernant les variations significatives, des concentrations des métabolites du LCR et de l'urine, entre les 2 groupes d'animaux sont reportées dans le tableau 3.

Liquide céphalorachidien	
Métabolites/Groupes	**HI** (T+2heures)
For	↗
Lac	↗
Crn	↘
Ace	↗
Gla	↗
Urine	
Métabolites/Groupes	**HI**
Lac/Crn	↗
Gla/Crn	↗

Tableau 3 : variation des concentrations des métabolites du LCR et de l'urine

Les concentrations en lactate, en glutamate, en acétate et en formate dans le LCR des porcelets HI à T+2h sont significativement supérieures à celles présentes dans le LCR des porcelets témoins. Ces résultats sur le lactate et le glutamate sont confirmés dans l'urine des porcelets, où l'on peut aussi noter une diminution (tendance) du rapport citrate/Crn. Cependant, les porcelets HI ne sont discriminés par aucun autre métabolite de l'urine.

Tous les prélèvements voulus n'ont pu être réalisés (urine et LCR). L'HI provoquerait une oligurie qui limite le recueil d'urine (Perlman *et al.*, 1999). De plus, pendant le suivi par imagerie pondérée T_2, des porcelets, on observe une dilatation des ventricules ce qui pourrait correspondre à une hémorragie intraventriculaire avec pour voie de conséquence un blocage de l'écoulement de LCR (Chateil *et al.*, 2000). Ceci pourrait expliquer les difficultés rencontrées lors des prélèvements du liquide céphalo-rachidien des porcelets.

3. Etude de l'inflammation materno-fœtale dans un modèle de rat femelle gestante

3.1. Validation de l'amniocentèse écho guidée

La ponction de liquide amniotique étant une technique invasive nous avons tenu à vérifier que la ponction n'engendrait pas de phénomène pathologique. Nous avons donc étudiés la date de parturition, le nombre de nouveau-nés par portée et le poids des petits à la naissance dans 3 groupes d'animaux différents :

- Groupe A : animaux dont la ponction est réalisée après chirurgie n=7
- Groupe B : animaux avec ponction sous échographie n=6
- Groupe C : animaux témoins sans ponction n=5

3.1.1 Date de parturition

Toutes les femelles suivies lors de l'expérimentation ont accouché naturellement. La totalité des femelles du groupe témoin (C) a accouché comme attendu à 22 jours de gestation (tableau 4). La majorité des femelles ponctionnées sous échographie ou par chirurgie (respectivement groupes A et B) ont mis également bas aussi à 22 jours de gestation. Cependant, 14% des femelles du groupe A et 17% du B accouché au 21ème jour de gestation, soit un jour avant la délivrance naturelle. Alors que seulement dans le groupe A, 14% des femelles a accouché avec un jour de retard. Le test statistique (Chi-2) n'a mis en évidence aucune différence significative entre les 3 groupes.

Date de parturition	A (chirurgie)	B (échographie)	C (témoins)
G21 (%)	14	17	0
G22 (%)	72	83	100
G23 (%)	14	0	0

Tableau 4 : pourcentage de femelles dans chaque groupe dont la parturition a eu lieu entre 21 à 23 jours post accouplement.

3.1.2 Nombre moyen de petits par portée

Le nombre moyen de petits obtenus (figure 16) était de 10,85 ± 0,93 dans le groupe A, 11 ± 1,09 dans le groupe B et 13 ± 0,63 petits dans le groupe C. Nous avons donc calculé une baisse de 16,48% du nombre de petits dans le groupe ponctionné par chirurgie et de 15,38% dans le groupe ponctionné sous échographie par rapport au groupe témoin. Malgré cette tendance à la baisse dans les 2 groupes ponctionnés aucune différence significative n'apparaît.

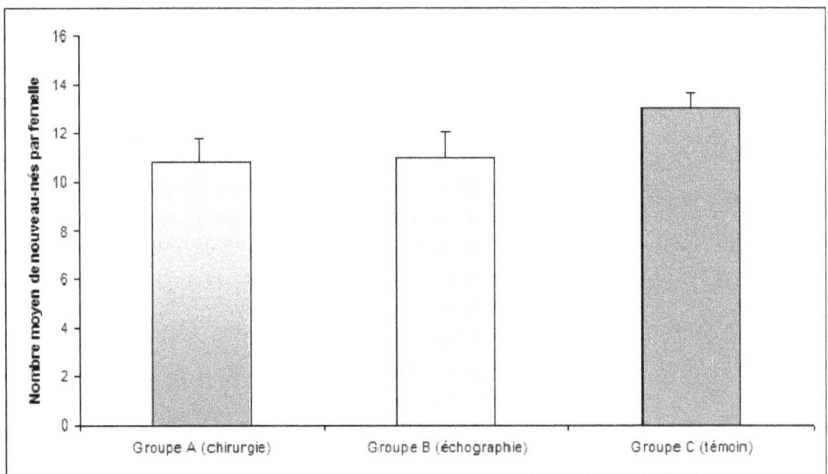

Figure 16 : Nombre moyen de petits nés par femelle dans chaque groupe.

3.1.3 Poids des petits à la naissance

Le poids des petits n'a pas été relevé au 1er jour de vie afin de ne pas perturber la mère et les petits. La figure 17 représente les poids moyens des ratons obtenus dans les 3 groupes. Dans le groupe témoin (n=65) le poids moyen des petits à 2 jours de vie était de 7,10 g ± 0,14, de 7,11 g ± 0,13 dans le groupe chirurgie (n=76) et 7,47 g ± 0,18 dans le groupe échographie (n=66). Une Anova a été réalisée sur ces résultats et n'a mis en évidence aucune différence significative.

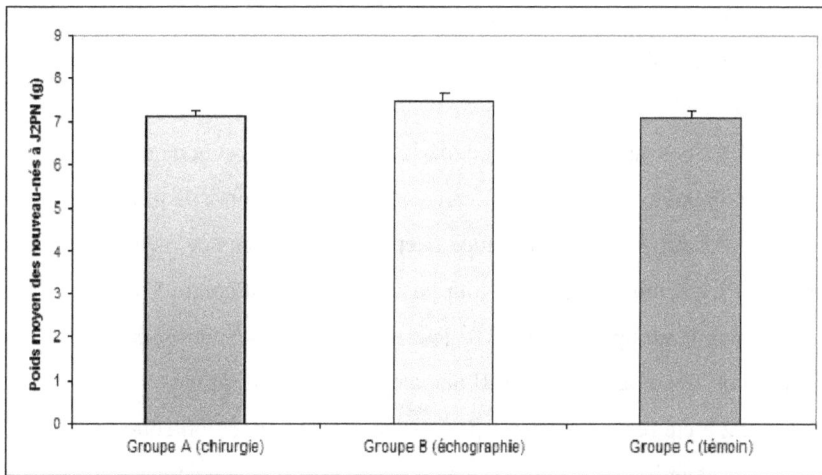

Figure 17 : Poids en grammes des petits à 2 jours de vie.

3.2 Exploration de l'inflammation materno-fœtale

3.2.1. Rappel du protocole expérimental

Les animaux ont été divisés en trois groupes randomisés : un groupe témoin « TEM » (n=27), un groupe dit « LPS » (n=14) et un groupe hyperthermié « HYP » (n=14).

➢ Groupe I : TEM (sham)

➢ Groupe II : dans ce groupe les femelles recevaient une injection intra-péritonéale de lipopolysaccharides a une dose de 350µg/Kg, 2 jours consécutifs à G18 et G19 (LPS, *Escherichia Coli* lipopolysaccharide, sérotype 055:B5,

99

isolé par extraction phénolique, Sigma-Aldrich Chimie S.a.r.l. Lyon, France).
Cette dose a été optimisée lors d'un protocole précédent réalisé.

➢ Groupe III : HYP qui a subi une augmentation de température corporelle
pendant 30 minutes, 2 jours consécutifs à G18 et G19.

3.2.2. Conséquences post-partum de l'inflammation

3.2.2.1. Date parturition

Deux femelles sont décédées lors de l'hyperthermie. Ces décès sont dus à un
disfonctionnement de la sonde de température, en effet leur température corporelle
est montée à 43°C.

Toutes les femelles suivies lors de l'expérimentation ont accouché naturellement. La
majorité des femelles du groupe I (55%) a accouché à 22 jours de gestation alors que
seulement 33% des femelles du groupe II et III ont accouché ce même jour. Dans le
groupe I, 10% ont mis bas le 21ème jour post accouplement contre 8% dans le groupe
II et 44% dans le groupe III. Au 23ème jour de gestation 34% des témoins, 58% pour
le groupe II et 22% pour le groupe III ont accouché (tableau 5).

Un test Chi 2 a été réalisé pour comparer les dates de parturition entre les groupes et
une différence significative a été mise en évidence (p<0,1). En comparant par rapport
au groupe témoin, un retard d'un jour dans la parturition des HYP est montré alors
qu'une prématurité d'un jour est montrée dans le groupe LPS.

Date de parturition	TEM (I)	HYP (II)	LPS (III)
G21 (%)	10,34	8,33	**44,44**
G22 (%)	**55,17**	33,33	33,33
G23 (%)	34,48	**58,33**	22,22

*Tableau 5 : Date de parturition en pourcentage des femelles délivrant de 21 à 23
jours de gestation.*

3.2.2.2 Nombre moyen de petits par portée

Dans le groupe I, 263 petits sont nés issus de 27 femelles, ce qui fait une moyenne de 9,74 ± 0,66 petits par femelle témoin. Dans le groupe HYP, 12 femelles (2 décès) ont accouché d'un total de 83 petits soit en moyenne 6,91 ± 0,80 petits. Alors que dans le groupe LPS, des femelles ont accouché de petits morts nés, au total sur les 14 femelles seulement 68 petits ont été retrouvés vivants soit une moyenne de 4,85 ± 1,11 (figure 18). Une échographie a été réalisée et a confirmé que les femelles retrouvées sans petit avaient bien accouché.

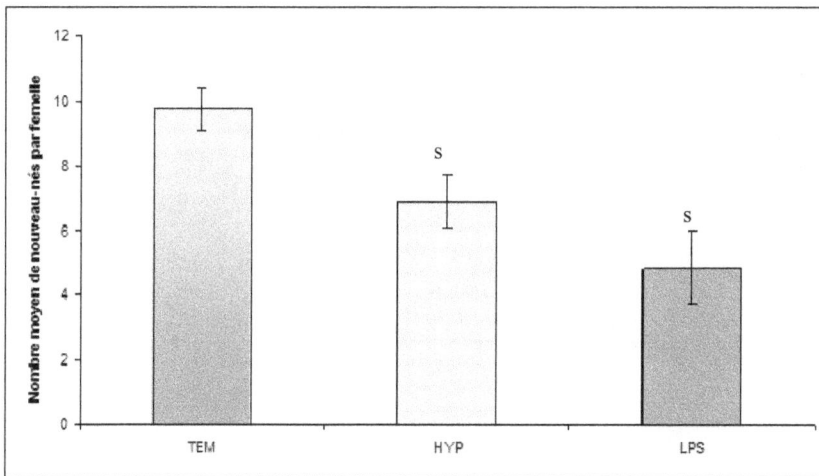

s : différence significative par rapport au groupe témoin.

Figure 18 : Nombre moyen de petits nés par femelle dans chaque groupe.

Une Anova a montré une différence significative entre les 3 groupes étudiés (p<0,05). Nous avons ensuite comparé les groupes 2 à 2 par un test T. Une différence significative a été mise en évidence entre le groupe témoin et le groupe HYP (p<0,05) et entre le groupe témoin et le groupe LPS (p<0,05). Cependant aucune différence n'a été trouvée entre le groupe HYP et le groupe LPS. A cette même date, les portées ont été limitées au nombre de tétines des femelles dans chaque groupe afin que la croissance des petits soit équitable entre les groupes.

3.2.2.3. Poids des petits suivis de J2 à J14 post partum

Au premier jour de vie les petits n'ont pas été pesés afin de ne pas les perturber ainsi que leur mère. Le poids des petits à 2 jours de vie est de 7,33 ± 0,66g dans le groupe témoin, 6,45 ± 0,15g chez les HYP et 5,97 ± 0,15 g dans le groupe LPS. Ces résultats indiquent une différence de 12,01% entre les témoins et HYP et de 18,55% entre les témoins et LPS. Soit une différence de 7,44% entre les HYP et les LPS à 2 jours de vie (figure 19).

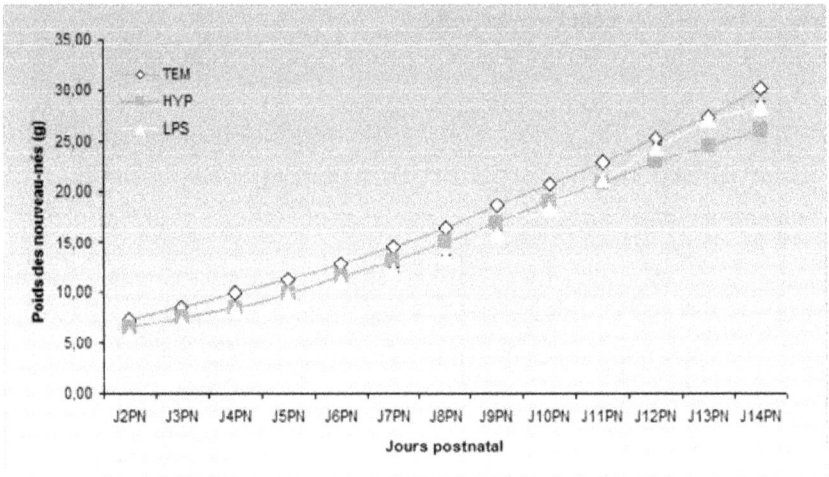

Figure 19 : Poids des nouveau-nés de J2 à J14 de vie

Le poids des nouveau-nés HYP était significativement inférieur à ceux des témoins pendant les 14 jours de vie. La prise de poids journalière chez les témoins et les HYP était identique pendant les 14 jours de suivi des petits. Le poids moyen des petits HYP ne rattrape donc jamais celui des témoins. Pour le groupe LPS la courbe de prise de poids se divise en 2 parties : la différence par rapport aux témoins est significativement inférieure pendant 11 jours de vie. Dans la seconde partie de la courbe les LPS rattrapent les témoins. De plus, le test statistique T montre une différence significative sur le poids des petits seulement à partir du 13ème jour de vie.

3.2.2.4. Taille des petits suivis de J2 à J14 post partum

La taille des petits à 2 jours de vie était de 54,5 ± 0,19 mm chez les témoins, de 51,95 ± 0,47mm chez les HYP et de 50,28 ± 0,46mm dans le groupe LPS. Le maximum de différence entre les HYP et les témoins apparaît à 8 jours de vie (8,30%) alors qu'entre les LPS et les témoins, cette différence est maximale le 2éme jour de vie (7,74%) (figure 20).

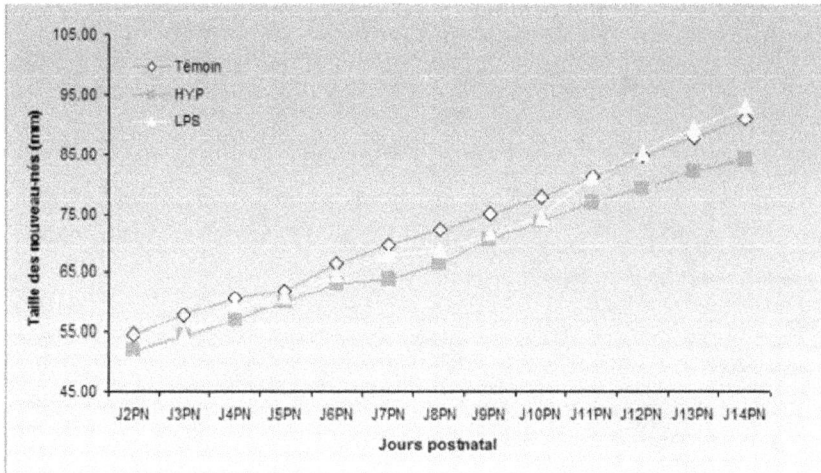

Figure 20 : Taille des nouveau-nés de J2 à J14 de vie

La taille des petits issus de mères HYP est significativement inférieure à celle des témoins durant les 14 jours de suivi. Comme pour le poids, la taille des petits LPS suit une évolution différente de celle des 2 autres groupes. Entre LPS et témoins la différence de taille est significative pendant les 10 premiers jours de vie. Ensuite comme pour le poids la taille moyenne des LPS rattrapent celle des témoins jusqu'à la dépasser.

3.2.3. Suivi du plasma sanguin par SRM ^{1}H au cours de la gestation (G6-G19) chez le rat femelle Sprague-Dawley

Nous avons suivis l'évolution des composés du plasma sanguin au cours de la gestation (G6-G19), par SRM ^{1}H, chez des femelles Sprague-Dawley témoins. Les spectres obtenus étaient découpés en 18 régions. Pour simplifier les résultats, seules les 15 régions qui évoluent au cours de la gestation ont été représentées ci-après.

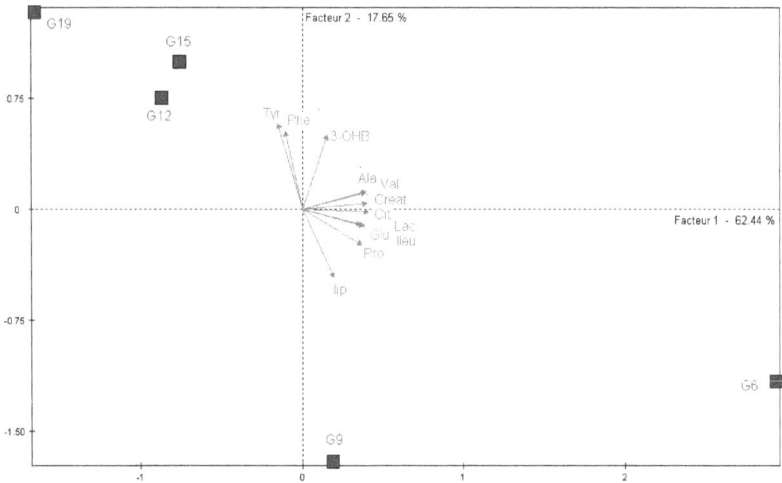

Graphique 3 : Plan de projection des 2 premières composantes en ACP des concentrations des différents métabolites du plasma sanguin évoluant au cours de la gestation « non pathologique » (n=5)

Les concentrations des métabolites du plasma sanguin caractérisant de façon positive ou négative les différents stades de la gestation sont reportées dans le tableau 6.

Moyenne µM±sem	G6	G9	G12	G15	G19
[For]	41 ± 5	28 ± 5*	52 ± 13	57 ± 14	50 ± 5
[Phe]	56 ± 5*	44 ± 9*	89 ± 25	86 ± 5	87 ± 17
[Tyr]	65 ± 3*	65 ± 9*	111 ± 21**	97 ± 7	106 ± 12
[Thr]	320 ± 30**	288 ± 51	298 ± 39	309 ± 81	297 ± 61*
[Crn]	450 ± 33**	329 ± 47	304 ± 36	318 ± 53	302 ± 43
[Cit]	595 ± 77**	454 ± 87	388 ± 44	427 ± 104	351 ± 53*
[Ace]	191 ± 37**	150 ± 21	151 ± 55	165 ± 34	133 ± 30
[Ala]	678 ± 111**	443 ± 82	384 ± 51	485 ± 110	466 ± 107
[3-OHB]	45 ± 6	36 ± 8	46 ± 7	48 ± 8	83 ± 27**
[Ileu]	240 ± 25**	210 ± 32	180 ± 23	183 ± 50	77 ± 21*
[Val]	778 ± 57**	595 ± 95	534 ± 65	560 ± 127	599 ± 130
Moyenne mM±sem	G6	G9	G12	G15	G19
[Glu]	8,08 ± 1,37**	5,57 ± 0,78	5,04 ± 0,45	4,51 ± 1,01	3,58±0,52*
[Lip]	1,52 ± 0,14**	1,22 ± 0,19	1,32 ± 0,15	1,23 ± 0,30	1,04±0,18*
[Lac]	12,54 ±2,07**	8,64 ± 1,17	7,87 ± 0,71	6,99 ± 1,52	5,66±0,87*

* caractérisation négative, ** caractérisation positive

Tableau 6 : Concentrations des métabolites évoluant au cours de la gestation

Ces résultats mettent en évidence une évolution de 15 métabolites au cours de la gestation « non pathologique » du rat femelle Sprague-Dawley dans le plasma sanguin.

3.2.4. Recherche de marqueurs de l'inflammation dans les fluides biologiques maternels par SRM ^{1}H

Nous avons recherché les marqueurs de l'inflammation dans les fluides biologiques maternels au cours de la gestation par SRM ^{1}H. Ce travail a été réalisé dans trois groupes d'animaux randomisés : le groupe témoin « TEM », le groupe « LPS » et le groupe hyperthermié « HYP » à G19. Pour chaque étude, plasma sanguin et liquide amniotique, les résultats ont été divisés en 2 parties. Dans la première partie sont exposés les résultats concernant l'approche métabonomique du fluide étudié. Dans la seconde partie sont exposés les résultats concernant la quantification des métabolites du fluide étudié.

3.2.4.1 Plasma sanguin

Le nombre de prélèvements de sang chez les femelles gestantes a été volontairement limité dans les 3 groupes. On vérifiait ainsi que l'hypovolémie transitoire maternelle provoquée par le prélèvement n'avait pas d'impact sur le devenir de la gestation et de la parturition.

Les figures 21 et 22 représentent un spectre ^{1}H de plasma sanguin obtenu chez l'animal sain à 19 jours de gestation.

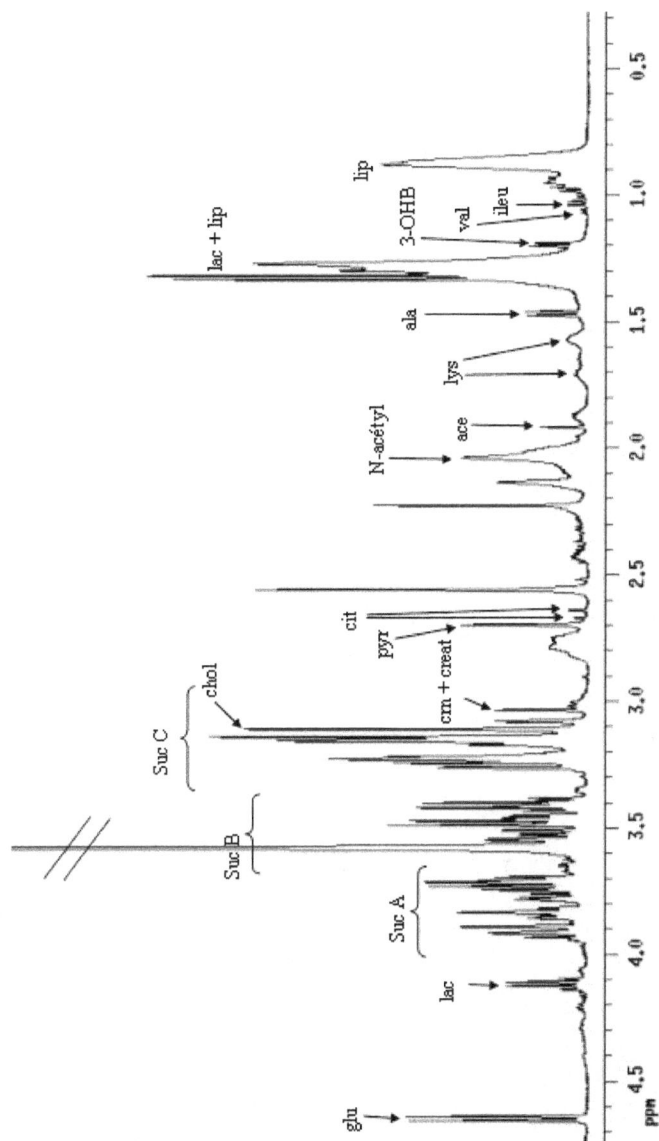

Figure 21 : spectre ^1H de plasma sanguin de rat femelle à G19

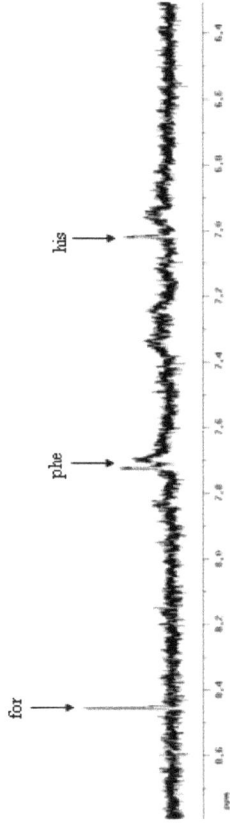

Figure 22 : spectre ^1H de plasma sanguin de rat femelle à G19

Les spectres de plasma sanguin à G19 ont été découpés en 33 régions. Comme précédemment, pour simplifier les résultats obtenus concernant la variation des composés du plasma sanguin dans les 3 groupes d'animaux, seules les régions significativement différentes sont présentées ci-dessous.

A Résultats sur le Métabonome

Les résultats de l'ACP couplés à ceux de la DESCO sur l'approche métabonomique du plasma sanguin sont détaillés par les graphiques 4 et 5. Le graphique 4 représente les métabolites significativement différents entre les 3 groupes d'animaux ($p < 0,05$). Les tendances ($0,05 < p < 0,1$) sont représentés dans le graphique 5. Les vecteurs ne caractérisant pas les modalités significativement ont été mis en fantômes sur ces graphiques.

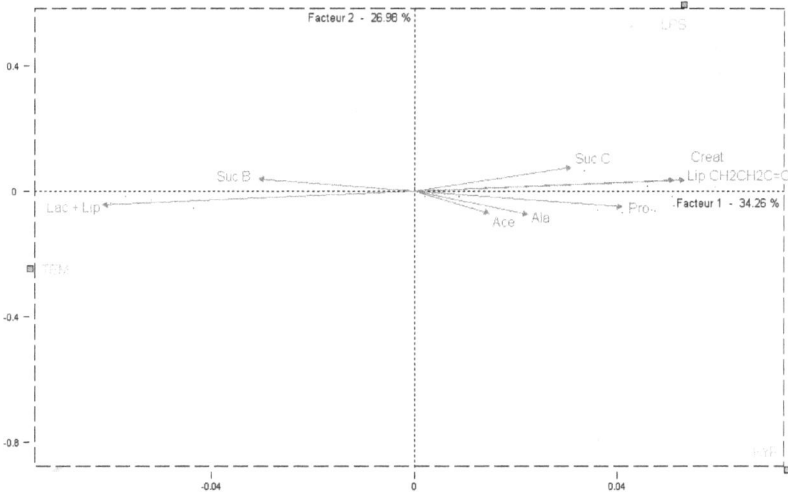

Graphique 4 : Plan de projection des 2 premières composantes en ACP des métabolites du plasma sanguin significativement différents entre les 3 groupes d'animaux à G19 » ($p < 0,05$).

Les résultats ci-dessus mettent en évidence des variations significatives dans la zone des sucres (Suc B et C), de certains acides aminés (proline, alanine), d'acides organiques (acétate et lactate) et des lipides.

109

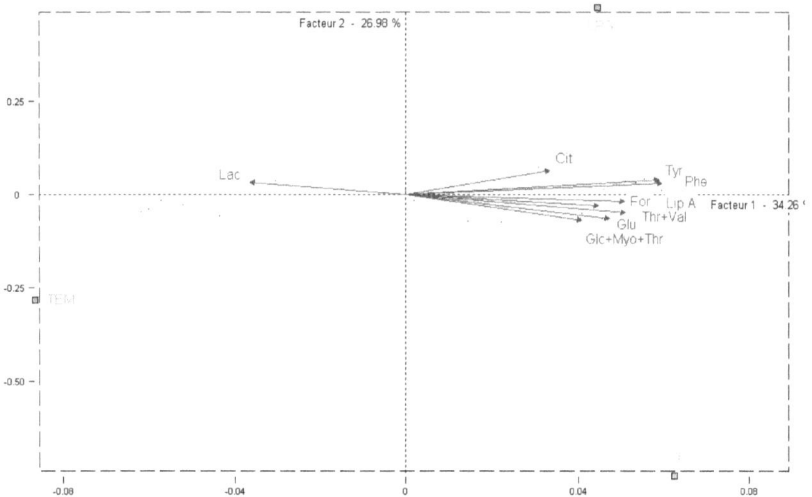

Graphique 5 : Plan de projection des 2 premières composantes en ACP des métabolites du plasma sanguin a tendance fortement différentes entre les 3 groupes d'animaux à G19 ».(p<0,1)

Les variations les plus importantes sont mesurées au niveau de certains acides aminés (phénylalanine, tyrosine, thréonine, valine), du glucose, des acides organiques : lactate, citrate et des lipides ($p<0,1$).

Le tableau 7 résume les résultats obtenus dans les graphiques 4 et 5. Le seuil de significativité des caractérisations est indiqué par la couleur des flèches (rouges p<0,05, bleues pour 0,05<p<0,1) et le type de caractérisation est indiqué par l'allure des flèches (positif ↗ ou négatif ↘).

Plasma G19			
Métabolites	**TEM**	**HYP**	**LPS**
For		↗	
Phe	↘		
Tyr	↘		↗
Glu			↘
Lac		↘	
Thr + Val			↘
Glu + Myo + Thr			↘
Pro			↘
Crn	↘	↘	↗
Suc B		↘	↗
Suc C			↗
LipidCH2-CH=CH	↘		↗
Cit			↗
Ace		↗	↘
Lipid CH2-CH2-CH=	↘		↗
Ala	↗		↘
Lac + Lipid			↗
Val		↘	↗

Tableau 7 : Variation des métabolites du plasma sanguin caractérisant les 3 modalités

Les profils métaboliques spectraux plasmatiques sont différents entre les groupes et nous permettent de discriminer les groupes les uns des autres.

B. Résultats sur la quantification

Les concentrations calculées des métabolites plasmatiques caractérisant les différents groupes sont reportées dans le tableau 8. Nous avons recherché si la quantification permettait de discriminer les 3 groupes en utilisant la méthode DESCO. Ces résultats sont résumés dans le tableau 9. Le seuil de significativité des caractérisations est indiqué par la couleur des flèches (rouges p<0,05, bleues pour 0,05<p<0,1) et le type de caractérisation est indiqué par l'allure des flèches (positif ⬈ ou négatif⬊).

Moyenne µM ± SEM	TEM	HYP	LPS
[For]	60 ± 10	60 ± 10	40 ± 10
[Phe]	81 ± 17	123 ± 31	121 ± 16
[Tyr]	110 ± 20	150 ± 40	160 ± 20
[Thr]	270 ± 90	370 ± 110	250 ± 70
[Crn]	370 ± 80	340 ± 80	380 ± 60
[Cit]	229 ± 62	200 ± 49	253 ± 41
[Ace]	190 ± 60	200 ± 30	100 ± 20
[Ala]	680 ± 23**	570 ± 140	320 ± 60*
[3-OHB]	100 ± 30	100 ± 30	80 ± 30
[Ileu]	430 ± 21	270 ± 70	240 ± 40
[Val]	730 ± 17**	690 ± 170	620 ± 12*
Moyenne mM ± SEM	TEM	HYP	LPS
[Glu]	5,76 ± 1,57	5,71 ± 1,50	3,73 ± 0,68
[Lac]	6,60 ± 0,69	5,75 ± 1,29*	12,88 ± 2,01**

* caractérisation négative, ** caractérisation positive ; (0<p<0,1)

Tableau 8 : concentrations des métabolites du plasma sanguin à G19 dans les 3 groupes d'animaux.

Les concentrations des métabolites qui permettent de discriminer les 3 groupes sont reportées dans le tableau 9.

Plasma G19			
Métabolites	**TEM**	**HYP**	**LPS**
Lac		↘	↗
Ala	↗		↘
Val	↗		↘

Les flèches rouges pour p<0,05, flèches bleues pour 0,05<p<0,1 (fortes tendances)

Tableau 9 : concentrations des métabolites du plasma sanguin à G19 discriminants
les 3 groupes d'animaux

Certains métabolites varient entre les 3 groupes. Les plus fortes concentrations de lactate et les plus faibles concentrations d'alanine et de valine caractérisent le groupe LPS mais rien ne permet de discriminer le groupe témoin du groupe hyperthermié.

3.2.4.2 Liquide amniotique

Les prélèvements de liquide amniotique ont été réalisés sous anesthésie gazeuse. Brièvement, les rates à G19 étaient anesthésiées (gaz) et une ponction écho guidée a été réalisée. Dans les 3 groupes d'animaux (TEM, HYP et LPS) 12 femelles ont été prélevées.

Les figures 23 et 24 représentent un spectre ^{1}H de liquide amniotique obtenu chez l'animal sain à 19 jours de gestation.

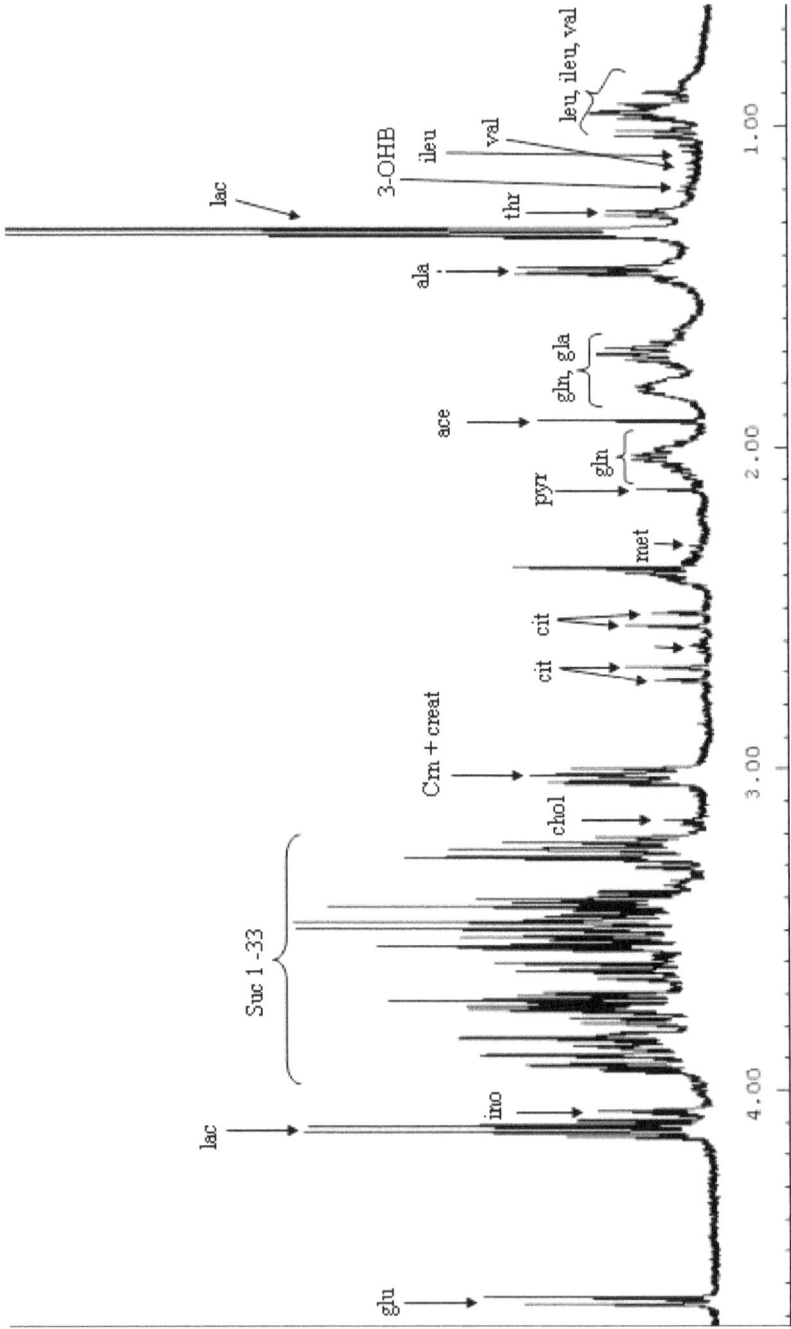

Figure 23 : spectre ^1H de liquide amniotique de rat femelle à G19

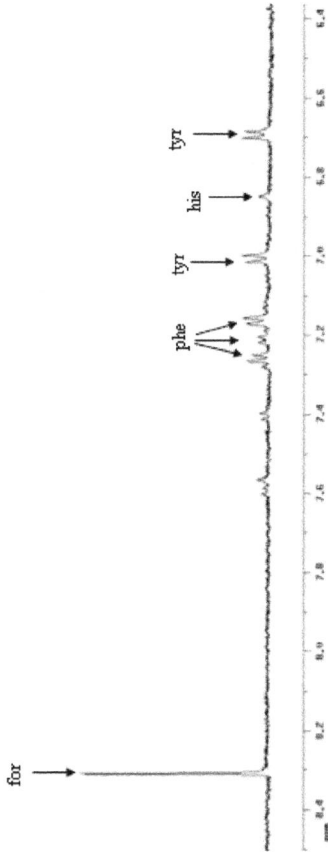

Figure 24 : spectre ^1H de liquide amniotique de rat femelle à G19

Les spectres de liquide amniotique à G19 ont été découpés en 63 régions. Nous ne présentons ci-après que les régions significativement différentes entre les 3 groupes.

A. Résultats sur le Métabonome

Les résultats de l'ACP couplés à ceux de la DESCO sur l'approche métabonomique du liquide amniotique sont détaillés par les graphiques 6,7 et 8. Afin de distinguer les résultats concernant la caractérisation des modalités (groupe animal) par les variables continues (profil métabolique), un graphique pour chaque groupe a été réalisé. Ainsi, le graphique 6 caractérise le groupe TEM et les graphiques 7 et 8 caractérisent les groupes HYP et LPS (p<0,05). Les caractérisations négatives sont représentées par les vecteurs bleus et les caractérisations positives par les vecteurs rouges. Les vecteurs ne caractérisant pas les modalités significativement ont été mis en fantômes sur ces graphiques.

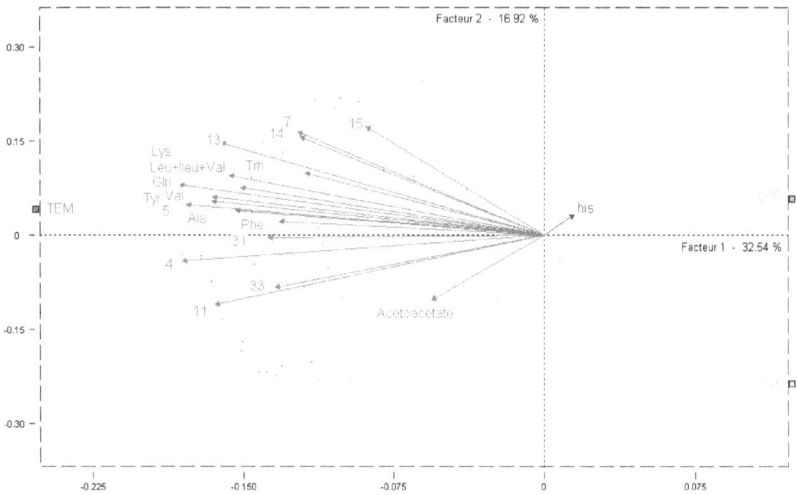

Graphique 6 : Plan de projection des 2 premières composantes en ACP des métabolites du LA caractérisant significativement le groupe TEM (p<0,05).

Les résultats ci-dessus mettent en évidence une caractérisation positive du groupe témoin par certains acides aminés (lysine, leucine + isoleucine + valine, tyrosine, thréonine, alanine, valine, phénylalanine), par plusieurs zones situées dans la zone des sucres (sucre 4, 5, 7, 11, 13, 14, 15, 31 et 33) et d'autres composés tels que la glutamine et l'acétoacétate. Les témoins sont caractérisés négativement par l'histidine. Les graphiques d'ACP des groupes HYP et LPS sont représentés sur les axes F2/F4 qui donnent une meilleure représentation graphique des données que les axes F1/F2.

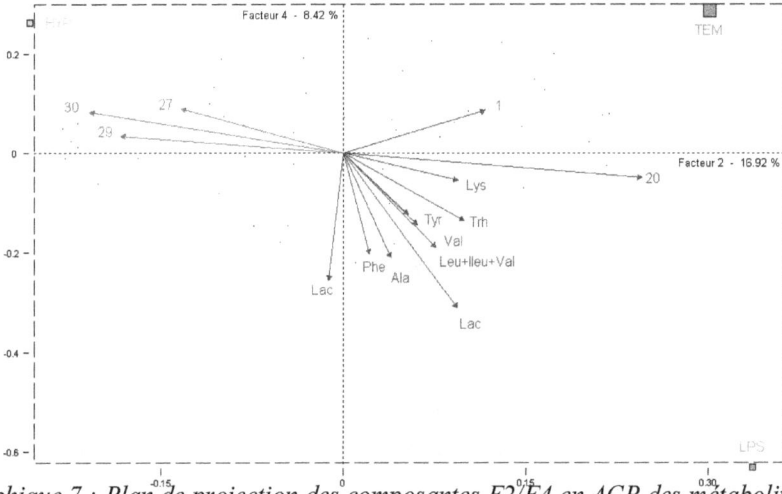

Graphique 7 : Plan de projection des composantes F2/F4 en ACP des métabolites du LA caractérisant significativement le groupe HYP (p<0,05).

Contrairement aux témoins, dans le groupe hyperthermié, la caractérisation était négative par plusieurs acides aminés (lysine, leucine + isoleucine + valine, tyrosine, thréonine, alanine, valine, phénylalanine), par la zone des sucres (sucre 1, 19, 20) et les autres composés concernés (lactate). En revanche, les hyperthermiés sont caractérisés positivement par des régions situées dans la zone des sucres (27, 29 et 30).

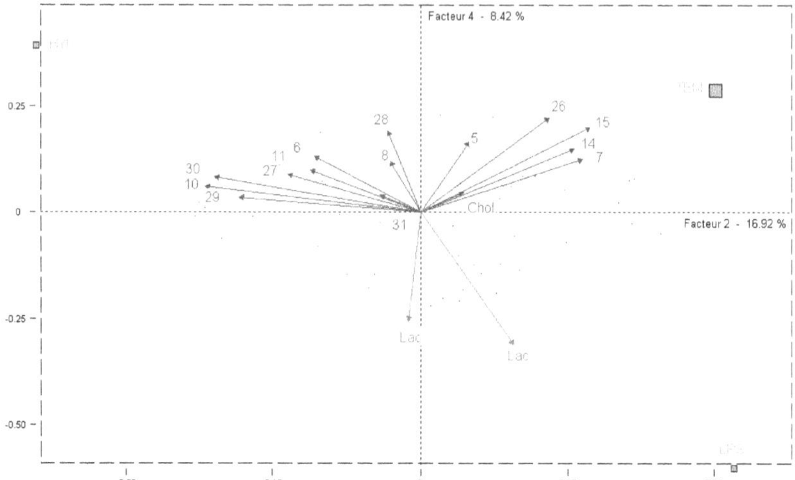

Graphique 8 : Plan de projection des composantes F2/F4 en ACP des métabolites du LA caractérisant significativement le groupe LPS (p<0,05).

Dans le groupe injecté au LPS, la caractérisation négative portait sur différents acides aminés, plusieurs zones situées dans la zone des sucres (sucre 4, 6, 7, 8, 10, 11, 14, 15, 26, 27, 28, 29, 30 et 31) et d'autres composés tels que la choline. Les LPS sont caractérisés positivement par le lactate.

Le tableau 10 résume les résultats obtenus dans les graphiques 6, 7 et 8. Le type de caractérisation est indiqué par l'allure des flèches (positif ↗ ou négatif↘).

Liquide amniotique G19			
Métabolites	**TEM**	**HYP**	**LPS**
Phe	↗	↘	
His	↘		
Tyr	↗	↘	
Lac		↘	↗
Suc 1		↘	

Liquide amniotique G19			
Métabolites	TEM	HYP	LPS
Suc 4	↗		↘
Suc 5	↗		↘
Suc 6			↘
Suc 7	↗		↘
Suc 8			↘
Suc 10			↘
Suc 11	↗		↘
Suc 13	↗		
Suc 14	↗		↘
Suc 15	↗		↘
Suc 19		↘	
Suc 20		↘	
Suc 22			
Suc 26			↘
Suc 27		↗	↘
Suc 28			↘
Suc 29		↗	↘
Suc 30		↗	↘
Suc 31	↗		↘
Suc 33	↗		
Chol			↘
Gln	↗		
Acétoacétate	↗		
Lys	↗		
Ala	↗	↘	
Lac		↘	↗

Liquide amniotique G19			
Métabolites	**TEM**	**HYP**	**LPS**
Lac		↘	↗
Thr	↗	↘	
Val	↗	↘	
Leu + Ileu + Val	↗	↘	

Tableau 10 : Variation des métabolites du liquide amniotique caractérisant les 3
modalités (p<0,05)

Les profils métaboliques spectraux amniotiques sont différents entre les groupes et nous permettent de discriminer les groupes les uns des autres.

B. Résultats sur la quantification

Les concentrations calculées des métabolites amniotiques caractérisant les différents groupes sont reportées dans le tableau 11. Nous avons recherché si la quantification permettait de discriminer les 3 groupes en utilisant la méthode DESCO. Ces résultats sont résumés dans le tableau 12. Le type de caractérisation est indiqué par l'allure des flèches (positif ↗ ou négatif↘).

* caractérisation négative, ** caractérisation positive

Moyenne µM ± sem	HYP	TEM	LPS
[For]	298 ± 12	234 ± 63	328 ± 95
[Phe]	108 ± 19	358 ± 12	151 ± 29
[His]	43 ± 13	30 ± 70	77 ± 22
[Tyr]	186 ± 22	367 ± 93	240 ± 34
[Chol]	159 ± 19	161 ± 25	109 ± 23
[Créat+Ct]	215 ± 54	349 ± 15	123 ± 50
[Pyr]	251 ± 42	217 ± 42	229 ± 55
[Thr]	323 ± 50	595 ± 16	420 ± 55

Moyenne µM ± sem	HYP	TEM	LPS
[3HO-B]	135 ± 59	105 ± 30	158 ± 47
[Val]	192 ± 22*	380 ± 87**	264 ± 41
[Ileu]	92 ± 40	348 ± 16	219 ± 75
[Met]	272 ±171	274 ± 15**	29 ± 11*
[Cit]	466 ± 38	622 ± 98	517 ± 76
[Gla]	430 ± 11	533 ± 16	512 ± 21
Moyenne mM± sem	HYP	TEM	LPS
[Glu]	1,721 ± 0,47	2,09 ± 0,87	2,293 ± 0,82
[Lac]	8,311 ± 0,77*	8,584 ± 0,79*	12,73 ± 1,29**
[Ino]	1,085 ± 0,12	1,131 ± 0,13	1,441 ± 0,18
[Gln]	1,272 ± 0,11	1,919 ± 0,30	1,304 ± 0,10
[Ace]	1,324 ± 0,27	1,535 ± 0,44	1,348 ± 0,37
[lys]	1,014 ± 0,16	2,287 ± 0,57	1,174 ± 0,31
[Lac]	8,588 ± 0,59	8,886 ± 0,79	13,771 ± 1,36
[Ala]	0,970 ± 0,12	1,385 ± 0,37	0,979 ± 0,24

Tableau 11 : concentrations des métabolites significativement différents entre les 3 groupes d'animaux. Les concentrations des métabolites qui permettent de discriminer les 3 groupes sont reportées dans le tableau 12.

Liquide amniotique G19			
Métabolites	TEM	HYP	LPS
Lac	↘	↘	↗
Met	↗		↘
Val	↗	↘	

Tableau 12 : concentrations des métabolites du liquide amniotique à G19 discriminants les 3 groupes d'animaux

121

Les plus fortes concentrations de lactate et les plus faibles concentrations de méthionine caractérisent le groupe LPS. Le groupe hyperthermié est discriminé du groupe témoin par de faibles concentrations en valine.

C. T_1 du liquide amniotique à G19

Les valeurs de T_1 de plusieurs métabolites du liquide amniotique ont été étudiées. Les résultats obtenus sont reportés dans le tableau 13.

T_1±sem (s)	TEM	HYP	LPS
Glu	3,36 ± 0,69	2,45 ± 0,43	2,44 ± 0,22
Ino	1,72 ± 0,15	1,71 ± 0,10	1,54 ± 0,08
Massif 8	2,14 ± 0,18	1,99 ± 0,26	1,68 ± 0,33
Cit	0,65 ± 0,02	0,58 ± 0,10	0,68 ± 0,05
Massif 5	1,73 ± 0,10	1,69 ± 0,29	1,57 ± 0,19
Ace	4,37 ± 0,59	5,15 ± 0,37	4,45 ± 0,04
Massif 4	1,64 ± 0,86	0,75 ± 0,04	0,70 ± 0,06
Lac	2,06 ± 0,07	2,00 ± 0,08	2,00 ± 0,04
Lys	1,08 ± 0,03	1,00 ± 0,09	0,98 ± 0,04
3-OHB	0,97 ± 0,11	1,05 ± 0,09	0,95 ± 0,04
Val	1,20 ± 0,14	1,24 ± 0,07	1,14 ± 0,02
Massif 2	1,12 ± 0,09	1,10 ± 0,05	0,99 ± 0,04
Massif 1	1,06 ± 0,08	1,03 ± 0,11	1,00 ± 0,07

Tableau 13 : T_1 des métabolites du liquide amniotique, dans les 3 groupes

Dans les 3 groupes, aucune différence significative des T1 n'a été trouvée.

D. T_2 du liquide amniotique à G19

Les valeurs de T_2 de plusieurs métabolites du liquide amniotique ont également été recherchées (Tableau 14).

T_2 ±sem (s)	TEM	HYP	LPS
Ino	$1,91 \pm 0,10$	$2,35 \pm 0,37$	$1,30 \pm 0,11$**
Massif 8	$1,58 \pm 0,04$	$1,53 \pm 0,23$	$0,91 \pm 0,03$**
Cit	$0,90 \pm 0,14$	$0,73 \pm 0,06$	$0,50 \pm 0,03$**
Massif 5	$1,42 \pm 0,27$	$1,39 \pm 0,20$	$1,04 \pm 0,11$**
Ace	$3,08 \pm 0,19$	$3,49 \pm 0,33$	$2,78 \pm 0,18$**
Massif 4	$1,67 \pm 0,48$	$0,71 \pm 0,07$	$0,48 \pm 0,05$**
Lys	$1,09 \pm 0,07$	$0,88 \pm 0,03$	$0,69 \pm 0,03$**
Lac	$1,33 \pm 0,06$	$1,38 \pm 0,05$	$1,07 \pm 0,05$**
3-OHB	$0,67 \pm 0,18$	$0,48 \pm 0,10$	$0,15 \pm 0,02$**
Massif 2	$1,24 \pm 0,15$	$0,91 \pm 0,13$	$0,70 \pm 0,04$**
Massif 1	$1,03 \pm 0,06$	$0,86 \pm 0,09$	$0,71 \pm 0,02$**

** : $p < 0,05$

Tableau 14 : T_2 des certains métabolites du liquide amniotique, dans les 3 groupes

Dans le LA des femelles injectées au LPS, les T_2 des métabolites sont significativement inférieurs à ceux des 2 autres groupes.

E. CDA du liquide amniotique à G19

Nous avons étudié les valeurs de CDA de plusieurs métabolites du liquide amniotique (tableau 15).

123

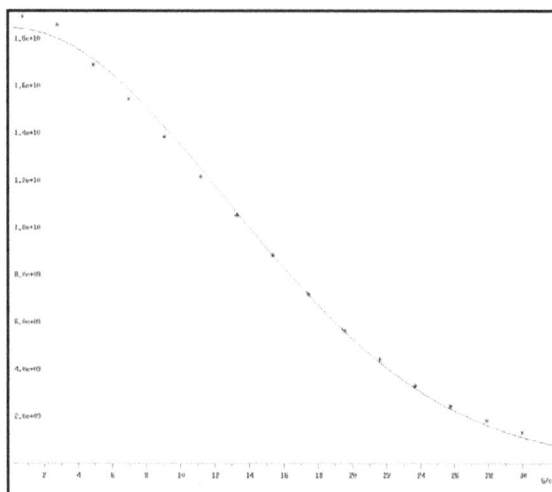

Courbe représentant l'évolution de l'aire du pic étudié en fonction de la force du gradient pour le lactate dans le liquide amniotique de rat témoin.

Figure 25 : CDA du lactate dans le liquide amniotique de rat témoin

CDA ± sem (10-6cm2/s)	TEM	HYP	LPS
Ino	3,58 ± 0,11	3,90 ± 0,10	3,39 ± 0,17**
Crn + Créat	5,43 ± 0,33	6,18 ± 0,36	4,74 ± 0,09**
Cit	2,95 ± 0,36	3,15 ± 0,25	1,64 ± 0,06**
Gln	5,07 ± 0,79	5,49 ± 0,06	3,09 ± 0,20**
Ace	5,49 ± 0,51	5,76 ± 0,28	4,68 ± 0,09**
Ala	6,58 ± 0,46	6,96 ± 0,38	5,91 ± 0,46**
Lac	7,64 ± 0,33	8,05 ± 0,10	6,65 ± 0,38**
Val	5,15 ± 0,39	6,89 ± 0,33	4,58 ± 0,50**
Leu + Ileu	4,87 ± 0,25	5,58 ± 0,11	4,17 ± 0,14**

** $p < 0,05$

Tableau 15 : CDA de certains métabolites du liquide amniotique, dans les 3 groupes
Les coefficients de diffusion du liquide amniotique des femelles injectées au LPS étaient significativement diminués par rapport aux autres groupes

Discussion

1. Exploration par SRM ^{1}H du liquide céphalorachidien et de l'urine dans le modèle porcelet hypoxo-ischémié.

Nous avons recherché des marqueurs diagnostics de l'hypoxie ischémie dans le LCR et dans l'urine chez le porcelet. Dans cette étude, plusieurs produits du métabolisme apparaissaient exprimés de façon significativement différentes chez les porcelets ayant subi l'accident hypoxo-ischémique par rapport aux porcelets contrôles. En effet, les plans de projection des deux premières composantes des graphiques 1 et 2 ont permis de discriminer les individus de chaque groupe.

Notamment, les concentrations en lactate, en glutamate, en acétate et en formate dans le liquide céphalorachidien des porcelets HI à T+2h étaient significativement supérieures à celles présentes dans le liquide céphalorachidien des porcelets témoins (tableau 3). Les résultats obtenus pour le lactate et le glutamate étaient confirmés dans l'urine des porcelets. Cependant, les porcelets HI n'ont pu être discriminés par aucun autre métabolite de l'urine.

L'augmentation du rapport lactate/Crn dans les urines et du lactate dans le liquide céphalorachidien, 2 heures après l'accident, suggère que les porcelets ont bien subi un déficit en oxygène. L'hypothèse étant que le métabolisme oxydatif a été remplacé par la glycolyse anaérobie provoquant une acidose par la conversion du pyruvate en lactate. Le lactate urinaire proviendrait de l'hypoxie tissulaire ou d'un dommage rénal dû à l'HI cérébrale. En effet, par exemple, chez le mouton l'excrétion urinaire de lactate augmente non seulement pendant l'HI mais encore plus lors de la réoxygénation (Huang *et al.*, 1999). Cependant, le lactate est observé en forte concentration dans la plupart des pathologies mettant en œuvre une cascade inflammatoire tels que les infections bactériennes (méningites) (Bussy *et al.*, 1982), chez des individus souffrant de sévères déficiences cognitives (Pugliese *et al.*, 2005) ou encore en cas de dysfonctionnement des mitochondries entraînant une déplétion énergétique cérébrale (Brown *et al.*, 2005). Il n'est donc pas un marqueur spécifique de l'HI cérébrale.

Le ratio citrate/créatinine dans l'urine a tendance à être diminué chez les porcelets HI. La diminution de la concentration en citrate urinaire pourrait être liée au métabolisme oxydatif, ou à une ischémie rénale consécutive à l'HI cérébrale. De plus, l'acétate est considérablement augmenté dans le liquide céphalorachidien des porcelets HI. L'acétate et le citrate sont étroitement liés au métabolisme oxydatif qui sert à fournir l'énergie sous forme d'adénosine tri-phosphate (ATP) ; indispensable au bon fonctionnement des cellules. En présence d'ATP, l'acétate forme l'acétyl-CoA qui lui-même va donner du citrate. On ne retrouve pas d'augmentation du taux de citrate dans le LCR contrairement à ce qui était observé pour le lactate. Ce résultat suggère que les mécanismes évoqués dans l'urine ne semblent pas être superposables au liquide céphalorachidien.

Nous avons également détecté une concentration de glucose très importante dans le liquide céphalorachidien des porcelets hypoxo-ischémiés sans modification de la glycosurie. Ce résultat nous indique clairement que durant l'HI cérébrale, les porcelets n'ont pas subi de dommages rénaux. En effet, dans le cas contraire, on retrouverait une augmentation du glucose rénal lié à une baisse de la réabsorption du glucose par le rein. Le glucose que l'on retrouve augmenté dans le liquide céphalorachidien des porcelets HI reflèterait, tout comme le citrate et l'acétate, une élévation du métabolisme oxydatif intrinsèque au cerveau.

Le glutamate était retrouvé en forte concentration dans le liquide céphalorachidien des porcelets HI. Très probablement, la baisse du niveau d'ATP entraînerait une dépolarisation membranaire en surface des neurones provoquant la libération de glutamate. Ce neurotransmetteur excitateur, à forte concentration est toxique et provoque un œdème cellulaire dont le mécanisme physiopathologique peut s'étendre vers des cellules saines. Cependant, le glutamate étant retrouvé dans d'autres pathologies cérébrales telles que les maladies neurodégénératives (Alzheimer, D'Aniello *et al.*, 2005), il n'est pas spécifique de l'HI cérébrale.

Le but de cette étude était de mettre en évidence un marqueur diagnostic précoce d'hypoxie ischémie cérébrale dans le liquide céphalorachidien, et de transposer ce marqueur au niveau urinaire. Cependant, les résultats obtenus au niveau de l'urine ne sont pas convaincants et ne mettent en évidence aucun marqueur spécifique de la pathologie. La ponction de liquide céphalorachidien est pratiquée chez les nouveau-nés en cas de suspicion de méningites ou toutes autres infections idiopathiques, étant une technique invasive et traumatique, il n'apparaît pas primordial de rechercher un marqueur spécifique de l'HI cérébrale au niveau du liquide céphalorachidien. De plus, au vu de la complexité des prélèvements, de la lourdeur du modèle animal porcelet, du traumatisme de la ponction lombaire, l'intérêt de poursuivre cette étude nous paraît minime. Ces dernières années il a graduellement émergé que le deuxième facteur suspecté, impliqué dans ce type de pathologie périnatale, est materno-foetale. Une corrélation, largement décrite dans la littérature, apparaît entre les atteintes de la substance blanche, telles que les leucomalacies périventriculaires du nouveau-né et l'infection materno-fœtale. Ce travail sur le porcelet nouveau-né nous a amené en amont de la réflexion c'est-à-dire à l'infection materno-fœtale dans un modèle de rat gestante traité aux lipopolysaccharides (LPS).

2. Etude de l'inflammation materno-fœtale dans un modèle de rat femelle gestante

2.1. Validation de l'amniocentèse écho guidée

Lors de la gestation, le liquide amniotique à un rôle protecteur, contre les variations de température et les chocs mais il a également une fonction antibactérienne et joue un rôle important dans les mouvements fœtaux. Il est établi qu'un volume normal de liquide amniotique est essentiel pour le développement normal de la croissance fœtale. Des études cliniques montrent l'importance d'un liquide amniotique sain en tant que marqueur favorable dans le devenir périnatal (Cheung *et al.*, 2004). Il est donc un marqueur potentiel d'infections virales et/ ou bactériennes maternelles et/ou fœtales (Baschat *et al.*, 2003 ; Gibbs *et al.*, 1992 ; Bradman *et al.*, 2003), de maladies hypertensives telle que la pré éclampsie (Chan *et al.*, 2003) et peut révéler une exposition maternelle à des pesticides (Bradman *et al.*,

2003). A l'heure actuelle, l'amniocentèse est réalisée, dans le second trimestre de la gestation (entre la 15ème et 18ème semaine), dans le diagnostic de certaines pathologies fœtales (chromosomiques, génétiques ou malformations) mais jamais en routine clinique car elle comporte un risque non négligeable de perte du fœtus.

Dans différents modèles animaux les techniques permettant la collecte du liquide amniotique sont largement décrites dans la littérature. Elles sont fonction de la taille de l'animal étudié. Chez les gros animaux (bovins, jument) la ponction est réalisée sous échographie avec prélèvement trans-abdominal ou trans-vaginal (Makondo *et al.*, 1997 ; Vos *et al.*, 1990 ; Schmidt *et al.*, 1991), alors que chez les animaux de taille moyenne (lapins), la ponction est faite à "l'aveugle" ou après une chirurgie exposant les sacs gestationnels (Gratacos *et al.*, 1999). Chez les petits animaux (rats, souris), la ponction est en général réalisée après chirurgie (laparotomie trans-utérine exposant les sacs gestationnels (MacIntyre *et al.*, 1995 ; Singh *et al.*, 2001) car la quantité de liquide amniotique présente autour des fœtus est en très faible volume comparée à celle présente chez les animaux de plus grande taille (Moessinger *et al.*, 1983).

Le premier point de cette étude était d'évaluer les procédures de ponction du liquide amniotique sans chirurgie. Actuellement la plupart des études décrivent, sur les petits animaux, une amniocentèse précédée d'une laparotomie. Dans notre étude nous avons adapté la technique d'amniocentèse utilisée chez l'humain, sous contrôle échographique, à notre modèle animal en prenant quelques précautions supplémentaires.

Notamment, lors de notre expérimentation nous n'avons ponctionné aucun des sacs situés près du vagin ou des ovaires. En effet, Singh et son équipe (2001) ont montré que la ponction de liquide amniotique dans les sacs gestationnels situés près du vagin entraînait dans 75% des cas, une délivrance au 21ème jour de gestation alors que si la ponction était réalisée près des ovaires cette délivrance ne se faisait qu'au 23ème jour de gestation. Nos résultats montrent que 17% des animaux ponctionnés sous échographie et 14% des animaux ponctionnés post laparotomie ont mis bas à 21 jours de gestation. L'amniocentèse induit des contractions du myomètre ce qui facilite le processus de parturition. Les effets combinés du lieu de la ponction le long de l'utérus du rat et des contractions induites conduisent soit à une délivrance dans les temps soit à une délivrance prématurée (Houben *et al.*, 1987). Un délai de parturition à 23 jours de gestation a été constaté chez 14% des femelles ponctionnées post laparotomie. Ce délai pourrait être attribuable à un volume insuffisant de liquide amniotique rajouté lors de la ponction. En effet il a été suggéré que la diminution du volume de liquide amniotique et/ou que la restriction des mouvements fœtaux engendrés par cette diminution pouvaient être responsables de la prolongation de la durée de gestation (Lamont *et al.*, 2003 ; MacIntyre *et al.*, 1995).

De plus, pour minimiser les risques d'un oligo-hydramnios, un volume de liquide physiologique préchauffé à 37°C a été réinjecté après chaque ponction. L'oligo-hydramnios peut engendrer des malformations, des retards de croissance *in utero* (Makondo *et al.*, 1997), des défauts dans le squelette (Maxwell *et al.*, 1993) ou des hypoplasies pulmonaires (Mercer *et al.*, 1998) ayant pour conséquence une rupture prématurée de la poche des eaux pouvant conduire à une morbidité néonatale (Moessinger *et al.*, 1983).

Il a également été décrit qu'une fuite conséquente de liquide post ponction pouvait engendrer un retard de croissance fœtal (Blachford *et al.*, 1987). Afin d'éviter ce type d'incident, la ponction était réalisée avec une aiguille de 24 gauges ; Moessinger *et al.* (1983) et Blachford *et al.* utilisaient respectivement une aiguille de 22 gauges et 20 gauges.

Dans les 3 groupes d'animaux étudiés (Groupe A : animaux dont la ponction est réalisée après chirurgie, Groupe B : animaux avec ponction sous échographie et Groupe C : animaux témoins sans ponction), aucune anomalie morphologique ni de différence significative sur le poids des petits à 2 jours de vie n'ont été mises en évidence. Il n'y a donc eu ni problème de développements ni retard de croissance notable *in utero*. Le nombre de petits par femelle n'était pas non plus différent dans les 3 groupes.

En conclusion, nous avons montré qu'aucune différence significative tant sur l'évolution des fœtus *in utero* que sur leur nombre n'existait. Néanmoins, l'amniocentèse écho guidée est moins traumatique et ne génère aucun mal être chez l'animal en post opératoire. La ponction sous chirurgie est une méthode très invasive où le risque infectieux, tant au niveau interne (exposition des cornes utérines à l'air ambiant) que cutanée (sutures), et la gêne post opératoire chez l'animal (sutures) sont élevés.

2.2 Exploration de l'inflammation materno-fœtale

2.2.1. Date de parturition et nouveau-nés

Le but de cette étude était de définir des bio-marqueurs de l'inflammation materno-fœtale dans le plasma et le liquide amniotique. Dans un premier temps, nous avons étudiés les paramètres liés à la parturition (date, taille de la portée) dans différents modèles de rates gestantes (témoins, traitées aux LPS ou subissant une hyperthermie). Dans un second temps nous avons analysé les paramètres anatomiques des petits (malformations, poids, taille). Les différences environnementales pouvant engendrer des modifications du comportement maternel (date de parturition et interaction maternelle avec les petits), ainsi, il nous a paru nécessaire de réaliser des témoins pour chacun des groupes étudiés. Ceci explique un grand nombre d'individus dans le groupe témoin.

Tout comme dans l'étude de Singh *et al.* (2001), la majorité des femelles du groupe témoin (55%) a accouché à 22 jours de gestation. Dans le groupe LPS (III), 6 heures après la première injection de LPS la plupart des femelles montraient des signes de travail prématuré (pertes vaginales) et 44% des femelles de ce groupe ont mis bas au $21^{\text{ème}}$ jour de gestation. Cette prématurité a aussi été observée dans un grand nombre d'études chez le rat et la souris gestantes. En effet, Terrone *et al.* (1997) et plus récemment Buhimschi *et al.* (2003) observent des accouchements prématurés d'un jour liés à l'augmentation des contractions utérines (Ross *et al.*,

2004). De nombreuses études montrent qu'une infection locale, en l'occurrence intra utérine, peut induire un travail et une délivrance prématurée (Okada *et al.,* 1997 ; Cunningham *et al.*, 1973 ; Benedetti *et al.*, 1982 ; Romero *et al.*, 1988). La prématurité de l'accouchement serait liée à une augmentation de cytokines telles que IL-1, IL-6, IL-8 et TNF alpha (Maeda *et al.*, 1997) via le LPS qui activerait la production de ces cytokines (Okada *et al.*, 1997 ; Gayle *et al.*, 2004 ; Keelan *et al.*, 2003 ; Damman *et al.*, 1997). Ces cytokines stimuleraient la synthèse de prostaglandines au niveau des tissus intra utérins (Pollard *et al.*, 1996), et initialiseraient le travail d'accouchement. La cascade inflammatoire induite par une endotoxine telle que le LPS provoque entre autres événements une fièvre. Cette fièvre peut elle aussi avoir un rôle actif sur le devenir de la grossesse. C'est pourquoi, lors de notre étude, il nous a paru indispensable de réaliser un groupe dans lequel nous avons simulée une fièvre maternelle par hyperthermie. Chez ces animaux (groupe HYP, II) contrairement aux résultats obtenus chez les femelles traitées au LPS, les rates n'accouchaient pas prématurément mais avec un retard d'un jour sur la date de parturition (G23). Ces résultats suggèrent fortement que la prématurité observée lors de l'inflammation au LPS n'est pas liée à l'hyperthermie associée (Bennet *et al.*, 2000).

La taille de la portée était significativement diminuée dans les groupes LPS et HYP par rapport au groupe contrôle. Le nombre moyen de nouveau-nés par femelle était diminué de 29% chez les HYP et de 51% chez les LPS. D'autres auteurs (Terrone *et al.*, 1993 ; Rivera *et al.*, 1998) dans un modèle de rates gestante traitées au LPS ont également montrés une diminution du nombre moyen de nouveau-nés par femelle. Cette diminution de la portée pourrait être associée à (1) une diminution du nombre de survivants à la naissance (Rivera *et al.*, 1998), (2) la non viabilité des nouveau-nés à long terme (certaines mères cannibalisent les morts nés), ou à (3) l'augmentation de la mortalité *in utero* liée à des résorptions fœtales (Gendron *et al.*, 1990). Une étude récente de Buhimschi *et al.* (2003), montre que cette diminution est vraisemblablement due à une forte mortalité *in utero* mais indépendante de la prématurité de l'accouchement. En effet, il observe que 16 heures après l'injection de LPS à une forte dose pour l'espèce animale utilisée (de l'ordre de 10µg/souris en intra-péritonéale) chez des souris gestantes de 16 jours, 58% des fœtus sont décédés *in utero*. Cependant, contrairement à nos résultats, à la naissance la totalité des nouveau-nés étaient décédés. De plus, il montre que le statut redox maternel est déterminant dans la survie ou la mort du fœtus et que les radicaux libres (stress oxydatif) peuvent moduler la réponse inflammatoire maternelle engendrée par le LPS. L'inflammation au LPS induit un stress oxydatif maternel et fœtal produisant des dommages fœtaux indépendants de ceux engendrés par la prématurité. Cependant, nos résultats démontrent que l'hyperthermie seule joue un rôle non négligeable dans la diminution de la taille de la portée. Ceci est confirmé par Gorski (1985) qui réalise une hyperthermie chez des animaux en leur faisant subir un programme d'exercices physiques intensifs.

Aucune modification des paramètres anatomiques n'a été observée dans la descendance des 3 groupes de femelles. Des résultats identiques, obtenus chez la souris gestante injectée au LPS à 17 jours de gestation, ont récemment été publiés (Golan *et al.*, 2005).

Dans notre étude, les nouveau-nés LPS et hyperthermiés ont un poids à la naissance significativement inférieur à celui des témoins. En effet, à 2 jours de vie, le poids des nouveau-nés dans les groupes témoins, HYP et LPS est de 7.33±0.66g, 6.45±0.15g et 5.97±0.15g, respectivement. Ceci est confirmé seulement durant les 11 premiers jours de vie chez les nouveau-nés LPS par rapport aux témoins malgré le même ratio nombre de nouveau-nés/nombre de tétines, alors que chez les nouveau-nés hyperthermiés cette réduction de poids est maintenue pendant les 14 jours de suivi. Cependant, les courbes d'évolution du poids sont identiques dans les 2 groupes d'animaux (HYP et TEM), ceci suggère que l'évolution de la croissance pondérale était identique dans ces deux groupes. A partir du 13ème jour de vie, le poids des nouveau-nés LPS et les HYP, devient significativement différent, avec un poids supérieur chez les LPS par rapport aux HYP. Ces résultats montrent clairement que les nouveau-nés HYP et LPS ont un retard de croissance pondérale à la naissance par rapport aux témoins. Cependant les petits LPS « rattrapent » ce retard en fin de suivi. Un tel retard de croissance a déjà été décrit suite à une contamination intra-utérine par une endotoxine bactérienne (Bennet *et al.*, 2000) ou bien suite à l'injection de LPS durant le 3ème tiers de la gestation chez le rat (Rivera *et al.*, 1998). Une étude récente de Bakos *et al.* (2004) montre qu'une exposition maternelle au LPS du 15ème au 19ème jour de gestation induit une diminution significative du poids des mâles nouveau-nés pendant la période d'allaitement maintenue pendant les 63 premiers jours de vie. Cependant, aucune différence n'était constatée chez les nouveau-nés femelles.

Comme pour le poids, la taille des nouveau-nés hyperthermiés est significativement inférieure à celles des témoins durant les 14 jours de suivi et la taille des petits LPS est significativement inférieure à celle des témoins, pendant les 10 premiers jours de vie. Ensuite, les nouveau-nés LPS rattrapent une taille moyenne équivalente voire supérieure à celle des témoins. L'ensemble de ces résultats suggère que la croissance des petits du groupe LPS évolue différemment de ceux des groupes témoins et hyperthermiés. Les petits LPS ont un retard de croissance qu'ils comblent dans la 2ème semaine de suivi, alors que les petits hyperthermiés ont un retard de croissance à la naissance qu'ils conservent pendant les 14 jours de suivi. Ces résultats ne peuvent être discutés avec la bibliographie car aucune étude à notre connaissance n'a suivie l'évolution de la taille durant les premiers jours de vie chez le rat.

En conclusion, la taille des petits LPS évolue plus rapidement que leur poids et leur croissance dépasse celle des témoins en fin de suivi, correspondant à une croissance disharmonieuse. Chez les hyperthermiés on observe une croissance harmonieuse avec une évolution identique à celle des témoins. L'hyperthermie maternelle induit une diminution significative du flux utérin, tout d'abord en affectant la résistance vasculaire des vaisseaux utérins et sans changement notable du flux ombilical (Oakes *et al.*, 1976). Ces changements de flux pourraient affecter la croissance placentaire et induire un retard de croissance fœtale (Bell *et al.*, 1989).

Dans d'autres modèles animaux tel que la brebis, l'hypoxie est également décrite comme pouvant menacer la croissance fœtale (Oakes *et al.*, 1976 ; Miller *et al.*, 1999). Il a été décrit que l'injection de LPS pouvait également entraînée un retard de la croissance pondérale à la naissance (Rivera *et al.*, 1998) mais sans modification du poids du placenta. Ces données indiquent que les différentes cascades physiologiques maternelles peuvent conduire à un retard de la croissance *in utero* (Anthony *et al.*, 2003 ; Edwards *et al.*, 1999). Par la suite, nous avons observé une hypotonie prononcée chez les petits LPS par rapport aux HYP et aux TEM. Il est possible qu'une différence dans le métabolisme et/ou une diminution de l'activité quotidienne associées à une diminution de la dépense énergétique quotidienne de ces petits puissent expliquer une croissance pondérale plus forte que celle des autres groupes.

2.2.2. Exploration des fluides biologiques

L'étude du plasma sanguin au cours de la gestation (G9 àG19) « non pathologique » du rat femelle Sprague-Dawley met en évidence l'évolution différentielle de nombreux métabolites. Il était essentiel de quantifier les métabolites du plasma sanguin et du liquide amniotique car l'exploitation du profil métabonomique de ces liquides peut masquer les dilutions physiologiques de ces liquides. En effet, lors d'une pathologie gestationnelle telle que l'hydramnios qui dans la plupart des cas se constitue progressivement au cours de la grossesse, le profil métabonomique du liquide amniotique pourrait être identique à celui d'un liquide amniotique sans hydramnios par dilution des métabolites.

Les concentrations les plus faibles en phénylalanine et tyrosine sont observées à 6 jours de gestation, elles augmentent fortement entre G9 et G12 puis se stabilisent jusqu'au 19ème jour de gestation. Leurs concentrations sont ainsi augmentées de 55% (phénylalanine) et 63% (tyrosine) en fin de gestation. Les concentrations les plus fortes en acétate, citrate, créatine et valine caractérisent le 6ème jour de gestation. Ces métabolites diminuent fortement entre G6 et G9 puis se stabilisent jusqu'au 19ème jour de gestation. Leurs concentrations sont respectivement diminuées de 30%, 31%, 41%, de 32% à G19. De même, le glucose, le lactate et la proportion de lipides diminuent fortement entre G6 et G9 puis progressivement jusqu'à G19. Entre le 15ème et le 19ème jour de gestation, la concentration du 3-hydroxybutyrate augmente fortement ; à l'inverse la concentration d'isoleucine diminue durant cette même période.

A notre connaissance, aucune étude ne décrit l'évolution des concentrations plasmatiques lors de la gestation. Cependant, nos résultats sur les variations des concentrations des métabolites du plasma sanguin au cours de la gestation ne semblent pas aberrants. En effet, une étude récente réalisée sur le liquide amniotique humain par Groenen *et al.* (2004) montre une diminution au cours de la gestation des concentrations de thréonine, d'alanine, de valine, d'isoleucine et de glucose, comme dans notre étude. Le parallèle entre le plasma sanguin maternel et le liquide amniotique pourrait refléter les échanges materno-fœtaux au cours de la gestation.

L'application de la spectroscopie par résonance magnétique du proton dans l'étude des fluides biologiques maternels fournie l'observation simultanée de tous les métabolites présents. Un des intérêts de cette technique est qu'elle permet d'exploiter les échantillons natifs et que les métabolites qui pourraient être perdus lors de procédures d'extraction (eau et lipides) sont observables. Les spectres obtenus par SRM ^{1}H apportent une quantité d'informations précieuses mais aussi très denses, des outils tels que le métabonome peuvent être utilisés afin d'améliorer l'exploitation de ces données (Holmes *et al.*, 2001). De plus, les données générées par SRM doivent être corrélées à d'autres informations, en effet, les processus physiopathologiques ou biologiques sont très souvent multifactoriels. C'est pourquoi, l'utilisation des techniques d'analyses multi-variées peut être requise pour améliorer l'exploitation de ces données multifactorielles. Ces techniques, telles que l'analyse en composante principale, sont d'excellents moyens de décrire les relations entre les différentes variables impliquées dans des mécanismes physiopathologiques (Price *et al.*, 2005).

La combinaison du métabonome et de l'analyse en composante principale est un outil majeur qui permet de classifier les profils métaboliques des fluides biologiques étudiés avec les mécanismes physiopathologiques associés à des désordres métaboliques. En plus, de la classification, non seulement les facteurs métaboliques participant à cette classification peuvent être identifiés mais en plus nous pouvons accéder à leur pourcentage de contribution (Holmes *et al.*, 2001). Dans notre étude, l'analyse en composante principale des profils plasmatiques et amniotiques résulte en la séparation des groupes d'animaux. La projection des deux premières composantes (F1/F2) indique que la discrimination des profils est causée par différentes régions spectrales. Les groupes TEM et LPS sont différenciés par des métabolites (tableau 7) tels que la tyrosine et l'alanine, ainsi que par leurs profils lipidiques. Aucun biomarqueur n'a pu être mis en évidence dans le plasma sanguin pour discriminer les femelles témoins par rapport aux HYP. Le profil métabolique plasmatique des femelles injectées au LPS est caractérisé par une diminution du niveau de glucose, de proline et des massifs composés de la thréonine, de la valine et du myo-inositol. Les biomarqueurs positifs du groupe LPS sont le citrate, le lactate et la zone des sucres C. Le groupe HYP et le groupe LPS sont différenciables par leur niveau plasmatique de certains métabolites (tableau 7 tels que le lactate, la créatine, l'acétate, la valine, et la zone des sucres B).

En quantifiant la concentration des métabolites plasmatiques, on a pu montrer que le lactate et la valine discriminent le groupe LPS, des HYP et des témoins. Les marqueurs plasmatiques, fournis par la quantification, qui caractérisent l'inflammation sont pauvres et ne sont pas spécifiques de l'inflammation. De plus, de même que pour les résultats obtenus sur les profils métabonomiques, aucun métabolite ne permet de discriminer les HYP des témoins.

En revanche, la projection des deux premières composantes (F1/F2) indique que la discrimination des profils métabonomiques amniotiques permet la discrimination des trois modalités (TEM, HYP et LPS) (tableau 9).

Les groupes TEM et LPS sont différenciables par une diminution du profil de la zone des sucres identifiés 4, 5, 7, 11, 14, 15 et 31. Contrairement au plasma sanguin à G19, les groupes TEM et HYP sont différenciables par une diminution de niveau des acides aminés (tyrosine, phénylalanine, alanine, valine, thréonine, leucine et isoleucine) chez les hyperthermiés.

On distingue des bio-marqueurs négatifs dans chaque groupe :

- les zones des sucres 1, 19, et 20 dans le groupe HYP

- la choline et les régions des sucres identifiées 6, 8, 10, 26, 28 dans le groupe LPS.

Les 2 groupes HYP et LPS sont discriminés par une augmentation du lactate et une baisse des sucres identifiés 27, 29 et 30 chez les LPS.

Le calcul des temps de relaxation longitudinaux et transversaux et des coefficients de diffusion, nous apporte une information précieuse sur le statut physiologique de nos 3 groupes d'animaux. En effet, aucune modification des T_1 n'est observée, alors qu'une diminution des valeurs de T_2 et de CDA est observée dans le groupe LPS. Ceci résulte en une modification de la viscosité du liquide amniotique dans ce groupe par rapport aux 2 autres groupes. Etant donné que l'inflammation induit une augmentation des protéines totales, ces résultats confirment l'inflammation dans les liquides amniotiques des femelles injectées au LPS et valide le modèle. Les valeurs de T_2 et de CDA permettent de discriminer le groupe LPS des deux autres groupes et peuvent être de bons marqueurs dans le diagnostic de l'inflammation.

Ainsi, les profils discriminants dans le plasma sanguin ne sont pas les mêmes que ceux obtenus dans le liquide amniotique. Nous pouvons conclure qu'au niveau de la quantification des métabolites du liquide amniotique et du plasma sanguin un petit nombre de métabolites (marqueurs non spécifique de la pathologie étudiée) nous permettent de discriminer non spécifiquement nos trois modalités (LPS, HYP et TEM). Cependant, dans le plasma sanguin aucun métabolite (profil ou concentration) ne permet de discriminer les HYP des TEM. La discordance de résultat entre plasma maternel et liquide amniotique pourrait être liée à une production fœtale qui ne passerait pas la barrière placentaire pour rejoindre le sang maternel.

Une corrélation entre les concentrations des métabolites du liquide amniotique et du plasma sanguin ombilical a été mise en évidence par Bernstein *et al.* (1992), qui montre un parallèle entre la valeur du rapport glycine/valine dans les 2 fluides biologiques. Ainsi, nous pouvons dire que le liquide amniotique témoigne du statut métabolique fœtal.

La croissance fœtale est assurée par les nutriments transportés (par exemple les acides aminés) par le sang maternel à travers le placenta via le cordon ombilical. Ainsi, un simple dysfonctionnement du placenta peut avoir des conséquences sur la croissance fœtale. Les acides aminés et le glucose constituent les besoins en carbone et en azote nécessaire au placenta et au fœtus. Récemment, il a été suggéré que les acides aminés pouvaient être des régulateurs du développement fœtal et placentaire (Regnault *et al.*, 2005). De nombreuses études soulignent le rôle du placenta dans le transport de ces acides aminés de la circulation maternelle à la circulation fœtale (Cetin, 2001 ; Anthony *et al.*, 2003 ; Regnault *et al.*, 2005). Une corrélation importante est décrite entre la déficience placentaire, le retard de croissance *in utero* et l'hyperthermie (de Vrijer B *et al.*, 2004 ; Regnault *et al.*, 2005). Ainsi, il a été montré que l'hyperthermie pouvait induire une insuffisance placentaire et une diminution du flux sanguin utérin (Miller *et al.*, 1999), une réduction de la consommation d'oxygène et une réduction du transport des acides aminés dans les cas les plus sévères de retard de croissance *in utero* (Regnault *et al.*, 2005). Il est intéressant de noter que chez l'humain associant un développement placentaire anormal et un retard de croissance *in utero*, qu'une diminution de la capacité de fonctionnement du placenta est observé et contribue à un stress hypoxique fœtal (Mayhew *et al.*, 2003). Ceci peut expliquer dans notre étude la diminution d'acides aminés dans le liquide amniotique. De plus, cette hyperthermie engendre des effets non négligeables sur la parturition, le nombre de nouveau-nés et sur la croissance postnatale.

La littérature décrit largement dans le modèle LPS, 2 facteurs primordiaux qui sont l'hyperthermie provoquée et la réaction inflammatoire liée à la cascade de production des cytokines.

Nos résultats indiquent que, l'hyperthermie consécutive à l'injection de LPS ne jouerait aucun rôle dans les dérégulations du métabolisme maternel. Les mécanismes associés à l'hyperthermie seule, pourraient être masqués par les cascades inflammatoires maternelles et/ou fœtales, plus « puissantes ». En effet, chez les HYP, on note essentiellement une diminution du niveau des acides aminés dans le liquide amniotique par rapport aux 2 autres groupes mais pas dans le plasma sanguin maternel. L'hyperthermie étant transitoire, il ne semble pas aberrant de ne trouver aucun marqueur de celle-ci dans le plasma sanguin maternel. L'hyperthermie ne semble donc pas avoir d'effets sur la mère mais elle induit une modification du profil amniotique aboutissant à un retard de croissance *in utero*, persistant à la naissance et pendant les 14 jours de suivi. Chez les LPS, il existait une diminution des métabolites situés dans la zone des sucres dans le liquide amniotique et une variation des acides aminés dans le plasma sanguin maternel par rapport aux 2 autres groupes. Le lactate était augmenté dans les 2 fluides biologiques. La modification du lactate souligne une glycolyse anaérobie et les modifications dans la zone des sucres une dérégulation du système énergétique cellulaire. Le métabolisme oxydatif a été remplacé par la glycolyse anaérobie provoquant la conversion du pyruvate en lactate, donc une acidose maternelle. Cependant, le lactate amniotique pourrait avoir une origine maternelle et/ou provenir d'une hypoxie fœtale. En effet, l'inflammation maternelle induit une cascade de phénomènes pathophysiologiques non transitoires, incluant la production de cytokines maternelles, un stress oxydatif maternel et une acidose maternelle. Ces différents signaux induisent le passage d'acteurs de l'inflammation (Cornette., 2004), à travers la barrière placentaire et la barrière hémato-encéphalique (Huleihel *et al.*, 2004). Notamment, l'effet directement associé au passage de cytokines serait une réponse inflammatoire fœtale, une hypoxie fœtale, une acidose fœtale. La délivrance de l'oxygène au fœtus dépend du contenu en oxygène dans les artères maternelles et du flux sanguin utérin. Par conséquent, les facteurs affectant la charge en oxygène artérielle maternelle et le flux utérin affectent également l'oxygénation fœtale. La combinaison de ces différents facteurs de l'inflammation engendre une prématurité (provoquée par la mère et le fœtus via l'augmentation des taux circulants de prostaglandines et de contraction des muscles utérins), une diminution du nombre de nouveau-nés et une croissance post-natale disharmonieuse.

Les marqueurs de diagnostic de l'inflammation mis en évidence par la quantification ne sont pas spécifiques de la pathologie étudiée. La quantification des fluides biologiques semble importante mais n'apporte pas assez d'information pour discriminer les groupes. Elle ne peut donc pas être utilisée afin d'obtenir un marqueur diagnostic/pronostic de l'inflammation mais peut complémenter les résultats obtenus par une approche métabonomique. Cette approche permet la prise en compte du profil complet du spectre proton SRM qui inclut toutes les modifications liées à chaque modalité alors que prisent individuellement ces modifications ne sont pas discriminantes.

L'investigation par SRM ^{1}H couplée à l'analyse multi-variée des profils métabonomiques des fluides biologiques maternels est une approche prometteuse dans les études ciblant les dérégulations physiopathologiques. L'utilisation de la méthode statistique, l'analyse en composante principale, employée pour décrire les relations entre les profils des fluides maternels, et pour caractériser les différents groupes d'animaux a été un succès lors de notre étude. Les résultats obtenus confirment l'intérêt et la puissance de cet outil statistique. En effet, la base de données générées à partir du plasma sanguin et du liquide amniotique, nous a permis de discriminer les statuts physiologiques individuels et donc de différencier les profils de l'inflammation de ceux de l'hyperthermie et de ceux des témoins. La discrimination de ces 3 modalités (témoins, hyperthermiées et LPS) dans l'analyse en composante principale permet donc d'envisager un outil diagnostic/pronostic et de différencier la part de l'inflammation de celle de l'hyperthermie.

Conclusion/Perspectives

Dans le modèle d'hypoxie ischémie, l'étude des fluides biologiques (le liquide céphalorachidien et l'urine) du porcelet nouveau-né n'a pas permis de mettre en évidence un marqueur diagnostic précoce spécifique de la pathologie pouvant informer sur la sévérité de l'accident. Ce dernier semble reproductible mais les variations interindividuelles de la réponse à l'hypoxie ischémie n'en fait pas un modèle de choix. Au vu des résultats de cette étude, de la lourdeur du modèle et de la complexité des prélèvements, il nous a semblé nécessaire de s'orienter en amont de la pathologie, c'est-à-dire chez la mère.

Le modèle animal d'inflammation gestationnelle est un modèle prometteur. La diminution des coefficients de diffusion des métabolites dans le groupe ayant subi l'inflammation aux LPS nous a permis de valider le modèle et en fait un modèle robuste. L'étude métabonomique du plasma sanguin et du liquide amniotique maternels, couplée aux analyses multi-variées a permis de classifier et de discriminer les modalités étudiées. De plus, la part des variations métaboliques attribuables à l'inflammation et non à l'hyperthermie a été mise en évidence. L'observation des marqueurs biologiques de l'inflammation maternelle dans le plasma sanguin permet d'envisager leurs utilisations pour le diagnostic précoce dans notre modèle animal. Cependant, aucun marqueur pronostic du devenir fœtal n'a été observé et le liquide amniotique pouvant refléter le statut métabolique fœtal, il semble donc primordial de continuer les études sur ce liquide. Cette perspective permettrait d'augmenter la base de données RMN générée par les profils biologiques maternels et de rechercher un marqueur pronostic du devenir fœtal.

Au vu des effets physiopathologiques d'une hyperthermie transitoire sur le devenir de la grossesse et son retentissement sur les fœtus, il semble primordial, là aussi, d'établir un diagnostic précoce quant aux risques fœtaux. Nous avons pu montrer que le diagnostic ne pouvait être réalisé directement dans le sang maternel et le liquide amniotique restait le matériel biologique le plus puissant dans la discrimination de ce groupe par rapport aux autres groupes.

La création d'une base de données RMN regroupant les profils métabonomiques des fluides biologiques maternels prélevés chez la femme souffrant d'infection gestationnelle pourrait potentiellement aider au diagnostic précoce de l'inflammation voire au pronostic précoce du devenir de la grossesse et du fœtus. En effet, de récentes études sur le liquide amniotique humain montrent l'apport de la SRM du proton dans le diagnostic fœtal du défaut de fermeture du tube neural. Dans la même optique, les techniques de prélèvements de matériel fœtal (sang fœtal) ayant évolués ces dernières années, on peut voir apparaître un intérêt émergeant dans l'étude du sang fœtal en tant que marqueur pronostic du devenir fœtal.

BIBLIOGRAPHIE

Anthony RV, Scheaffer AN, Wright CD, Regnault TR. Ruminant models of prenatal growth restriction. Reprod Suppl 2003;61:183-94.

Bartos L., Vaginal impedance used for mating in the rat, Lab Animals, 11, 53-55, 1977

Baschat, A. A., J. Towbin, N.E. Bowles, C.R. Harman and C.P. Weiner. 2003. Prevalence of viral DNA in amniotic fluid of low-risk pregnancies in the second trimester. Journal of Maternal-Fetal and Neonatal Medicine. 13:381-384.

Bakos J, Duncko R, Makatsori A, Pirnik Z, Kiss A, Jezova D. Prenatal immune challenge affects growth, behavior, and brain dopamine in offspring. Ann N Y Acad Sci. 2004 Jun;1018:281-7.

Bell AW, McBride BW, Slepetis R, Early RJ, Currie WB. Chronic heat stress and prenatal development in sheep: I. Conceptus growth and maternal plasma hormones and metabolites. J Anim Sci 1989;67(12):3289-99.

Benedetti TJ, Valle R, Ledger WJ. Antepartum pneumonia in pregnancy. Am J Obstet Gynecol 1982;144(4):413-7.
25.

Bennett WA, Terrone DA, Rinehart BK, Kassab S, Martin JN Jr, Granger JP. Intrauterine endotoxin infusion in rat pregnancy induces preterm delivery and increases placental prostaglandin F2alpha metabolite levels. Am J Obstet Gynecol 2000;182(6):1496-501.

Bernstein IM, Rhodes S, Stirewalt WS. Amniotic fluid and plasma glycine/valine ratios in substrate deprived growth retarded fetal rats. J Dev Physiol. 1992 Jun;17(6):277-81.

Blachford, K.G. and W.M. Thurlbeck. 1987. Lung growth and maturation in experimental oligohydramnios in the rat. Pediatr Pulmonol. 3:328-333.

Bradman A., D.B. Barr, B.G.C. Henn, T. Drumheller, C. Curry and B. Eskenazi. 2003. Measurement of pesticides and other toxicants in amniotic fluid as a potential biomarker of prenatal exposure: A validation study. Environmental Health Perspectives. 111:1779-1782.

Brown GK. Congenital brain malformations in mitochondrial disease. J Inherit Metab Dis. 2005;28(3):393-401. Review.

Buhimschi IA, Buhimschi CS, Weiner CP. Protective effect of N-acetylcysteine against fetal death and preterm labor induced by maternal inflammation. Am J Obstet Gynecol. 2003 Jan;188(1):203-8.

Bussy V, Cornillet J, Munzer M, Brassart G, Randoux A, Pennaforte F, Scavizzi M. Biologic diagnosis of bacterial meningitis in children: study of soluble bacterial antigens and determination of lactic acid in the CSF. Ann Pediatr (Paris). 1982 Oct;29(8):543-7.

Carter P.D., DUFY J.H., assessment of vaginal impedance measurements as an indicator of oetrus in cattle , Australian veterinary journal, 56, n°7, 321-323, 1980.

Cetin I. Amino acid interconversions in the fetal-placental unit: the animal model and human studies *in vivo*. Pediatr Res. 2001 Feb;49(2):148-54.

Chan, T.F., J. H. Su, Y.F. Chung, Y. H. Hsu, Y. T. Yeh, S. B. Jong and S. S. F. Yuan. 2003. Amniotic fluid and maternal serum leptin levels in pregnant women who subsequently develop preeclampsia. European Journal of Obstetrics Gynecology and Reproductive Biology. 108:50-53.

Cheung C.Y. 2004. Vascular endothelial growth factor activation of intramembranous absorption: A critical pathway for amniotic fluid volume regulation. Journal of the Society for Gynecologic Investigation. 11:1071-5576.

Cornette L. Fetal and neonatal inflammatory response and adverse outcome. Semin Fetal Neonatal Med. 2004 Dec;9(6):459-70. Review.

Cunningham FG, Morris GB, Mickal A. Acute pyelonephritis of pregnancy: A clinical review. Obstet Gynecol 1973;42(1):112-7.

Damman O, Leviton A. Maternal intrauterine infection, cytokines and brain damage in the preterm newborn. Pediatr Res 1997;42:1-8.

D'Aniello A, Fisher G, Migliaccio N, Cammisa G, D'Aniello E, Spinelli P. Amino acids and transaminases activity in ventricular CSF and in brain of normal and Alzheimer patients. Neurosci Lett. 2005 Nov 4;388(1):49-53.

de Vrijer B, Regnault TR, Wilkening RB, Meschia G, Battaglia FC. Placental uptake and transport of ACP, a neutral nonmetabolizable amino acid, in an ovine model of fetal growth restriction. Am J Physiol Endocrinol Metab. 2004 Dec;287(6):E1114-24. Epub 2004 Aug 17.

Edwards LJ, Simonetta G, Owens JA, Robinson JS, McMillen IC. Restriction of placental and fetal growth in sheep alters fetal blood pressure responses to angiotensin II and captopril. J Physiol 1999;515(Pt 3):897-904.

Gayle DA, Beloosesky R, Desai M, Amidi F, Nunez SE, Ross MG. Maternal LPS induces cytokines in the amniotic fluid and corticotropin releasing hormone in the fetal rat brain. Am J Physiol Regul Integr Comp Physiol 2004;286(6):R1024-9. 27.

Gibbs, R. S., R. Romero, S. L. Hillier, D. A. Eschenbach and R. L. Sweet. 1992. A review of premature birth and subclinical infection. American Journal of Obstetrics and Gynecology. 166:1515-1528.

Golan HM, Lev V, Hallak M, Sorokin Y, Huleihel M. Specific neurodevelopmental damage in mice offspring following maternal inflammation during pregnancy. Neuropharmacology. 2005 May;48(6):903-17.

Gorsky J. Exercise during pregnancy: maternal and fetal responses. A brief review. Med Sci Sports Exerc 1985;17(4):407-16.

Gratacós, E., H. Yamamoto, N. A. Papadopulos, T. Adriaenssens, T. Phlips, T. E. Lerut and Deprest, J.A.. 1999. The midgestational rabbit as a model for the creation of membrane defects after needle fetoscopy. American Journal of Obstetrics and Gynecology. 180:1263-1267.

Groenen PM, Engelke UF, Wevers RA, Hendriks JC, Eskes TK, Merkus HM, Steegers-Theunissen RP. High-resolution 1H NMR spectroscopy of amniotic fluids from spina bifida fetuses and controls. Eur J Obstet Gynecol Reprod Biol. 2004 Jan 15;112(1):16-23.

Huang C. C., Wang S.T., Chang Y. C., Lin K. P., Wu P. L. Measurement of the urinary lactate:creatinine ratio for the early identification of newborn infants at risk for hypoxic-ischemic encephalopathy, New England Jounal of Medecine. 1999,341, 328-334.

Huleihel M, Golan H, Hallak M. Intrauterine infection/inflammation during pregnancy and offspring brain damages: possible mechanisms involved. Reprod Biol Endocrinol. 2004 Apr 22;2:17.

Holmes E, Nicholson JK, Tranter G. Metabonomic characterization of genetic variations in toxicological and metabolic responses using probabilistic neural networks. Chem Res Toxicol. 2001 Feb;14(2):182-91.

Houben, J. J.and R. Huygens. 1987. Subcellular effects of experimental oligohydramnios on the developing rat limb. Teratology. 36:107-116.

Keelan JA, Blumenstein M, Helliwell RJ, Sato TA, Marvin KW, Mitchell MD. Cytokines, prostaglandins and parturition-a review. Placenta 2003;Suppl A:S33-46. 28.

Lamont RF, Recent evidence associated with the condition of preterm prelabour rupture of the membranes, Curr Opin Obstet Gynecol. 2003 Apr;15(2):91-9.

Lehnert W, Hunkler D. Possibilities of selective screening for inborn errors of metabolism using high-resolution 1H-FT-NMR spectrometry. Eur J Pediatr, 1986, 145(4), 260-266.

MacIntyre, D. J., H. H. Chang and M. H. Kaufman. 1995. Teratogenic effects of amniotic sac puncture: A mouse model. Journal of Anatomy. 186:527-539.

Maeda K, Matsuzaki N, Fuke S, Mitsuda N, Shimoya K, Nakayama M, *et al.* Value of the maternal interleukin 6 level for determination of histologic chorioamnionitis in preterm delivery. Gynecol Obstet Invest 1997;43(4):225-31.

Makondo, K., G. S. Amiridis, I. A. Jeffcoate, P. J. O'Shaughnessy, J. S. Boyd, C. Paterson and Robertson, L. 1997. Use of the polymerase chain reaction to sex the bovine fetus using cells recovered by ultrasound-guided fetal fluid aspiration. Animal Reproduction Science. 49:125-133.

Maxwell, G. L. Preterm premature rupture of membranes. Obstetrical and Gynecological Survey 1993;48:576-584.

Mayhew TM, Ohadike C, Baker PN, Crocker IP, Mitchell C, Ong SS. Stereological investigation of placental morphology in pregnancies complicated by pre-eclampsia with and without intrauterine growth restriction. Placenta. 2003 Feb-Mar;24(2-3):219-26.

Mercer, B. M. Management of preterm premature rupture of the membranes. Clinical Obstetrics and Gynecology 1998;41:870-882.

Miller SL, Jenkin G, Walker DW. Effects of hyperthermia on uterine blood flow and shunting through uterine arteriovenous anastomoses in the late-pregnant ewe. Reprod Fertil Dev. 1999;11(4-5):201-9.

Moessinger, A. C., G. A. Bassi, G. Ballantyne, M. H. Collins, L. S. James, W. A. Blanc. Experimental production of pulmonary hypoplasia following amniocentesis and oligohydramnios. Early Hum Dev 1983;8:343-350.

Oakes GK, Walker AM, Ehrenkranz RA, Cefalo RC, Chez RA. Uteroplacental blood flow during hyperthermia with and without respiratory alkalosis. J Appl Physiol 1976;41(2):197-201.

Okada T, Matsuzaki N, Sawai K, Nobunaga T, Shimoya K, Suzuki K, *et al.* Chorioamnionitis reduces placental endocrine functions: the role of bacterial lipopolysaccharide and superoxide anion. J Endocrinol 1997;155(3):401-10.

Olsson, M., K. Campbell, D. H. Turnbull. Specification of mouse telencephalic and mid-brain progenitors following heterotopic ultrasound-guided embryonic transplantation. Neuron 1997;19:761-772.

Pollard JK, Mitchell MD. Intrauterine infection and the effects of inflammatory mediators on prostaglandin production by myometrial cells from pregnant women. Am J Obstet Gynecol 1996;174(2):682-6.

Price KE, Vandaveer SS, Lunte CE, Larive CK. Tissue targeted metabonomics: metabolic profiling by microdialysis sampling and microcoil NMR. J Pharm Biomed Anal. 2005 Aug 10;38(5):904-9.

Pugliese M, Carrasco JL, Andrade C, Mas E, Mascort J, Mahy N. Severe cognitive impairment correlates with higher cerebrospinal fluid levels of lactate and pyruvate in a canine model of senile dementia. Prog Neuropsychopharmacol Biol Psychiatry. 2005 May;29(4):603-10

Regnault TR, Friedman JE, Wilkening RB, Anthony RV, Hay WW Jr. Fetoplacental transport and utilization of amino acids in IUGR--a review. Placenta. 2005 Apr;26 Suppl A:S52-62.

Romero R, Mazor M, Wu YK, Sirtori M, Oyarzun E, Mitchell MD, *et al.* Infection in the pathogenesis of preterm labor. Semin Perinatol 1988;12(4):262-79. 26.

Rivera DL, Olister SM, Liu X, Thompson JH, Zhang XJ, Pennline K, Azuero R, Clark DA, Miller MJ. Interleukin-10 attenuates experimental fetal growth restriction and demise. FASEB J. 1998 Feb;12(2):189-97.

Ross RG, Sathishkumar K, Naik AK, Bawankule DU, Sarkar SN, Mishra SK, *et al.* Mechanisms of lipopolysaccharide-induced changes in effects of contractile agonists on pregnant rat myometrium. Am J Obstet Gynecol 2004;190(2):532-40.

Schmidt, A.R., M. A. Williams, C. L. Carleton, B. J. Darien, F. J. Derksen. Evaluation of transabdominal ultrasound-guided amniocentesis in the late gestational mare. Equine veterinary journal 1991;23:261-265.

Singh, G., C. Mohanty, A. K. Saxena. Effect of amniotic sac puncture on parturition in rat. Indian J Exp Biol 2001;39:883-886.

Terrone DA, Rinehart BK, Granger JP, Barrilleaux PS, Martin JN Jr, Bennett WA. Interleukin-10 administration and bacterial endotoxin-induced preterm birth in a rat model. Obstet Gynecol 2001;98(3):476-80.

Vos, P. L., M. C. Pieterse, G. C. van der Weyden, M. A. Taverne. Bovine fetal fluid collection: transvaginal, ultrasound-guided puncture technique. Veterinary Record 1990;127:502-504.

La mise au point de la ponction de liquide amniotique a fait l'objet d'une soumission (en révision) dans comparative medicine

"Ultrasound guided collection of amniotic fluid in pregnant rats"

1Sophie Serriere, 1Lydie Nadal-Desbarats PhD, 2François Seguin PhD, 3Léandre Pourcelot MD-PhD, 3François Tranquart MD-PhD.

[1] Laboratory of RMN, Université FRANCOIS-RABELAIS; INSERM U619, Faculty of Medicine Tours, 2 bis Bvd Tonnellé, 37032 Tours Cedex, France

[2] Inserm ERM 324, CHU la Miletrie, 86021 Poitiers Cedex, France

[3] Unite fonctionnelle Ultrasons, CHRU Tours Bretonneau, 37044 Tours Cedex, France

Running Title : Rat ultrasound amniocentesis

Abstract :

This paper presents an echographic method to withdraw amniotic fluid from pregnant rats. The method could be an alternative to the surgical amniotic fluid collection methods used until now. Pregnant Sprague Dawley rats were exposed to amniotic sac puncture either by surgical procedure or by echographic guided method. This study evaluated the effect of the two puncture procedures compared to a control group without any puncture, on the parturition day, the number of pups per litter and on the weight of newborns. Whilst there is no statistical difference between the groups, the echographic guided method is more suitable for the post-surgery recovery and the wellbeing of the animal. Moreover we have to keep in mind that this method allows a multipoint experiment on the same animal.

Introduction:

During pregnancy, amniotic fluid function has a protective reservoir role (against impact or temperature variation) for the fetus, and it is well established that a normal volume of amniotic fluid is essential for normal fetal development. Clinical observations emphasize the importance of normal amniotic fluid volume as a prerequisite for a favorable perinatal outcome (5). Moreover it has diverse functions such as antibacterial (bacteriostatic, bactericide) and mechanical roles (fetal movement, pulmonary and digestive functions etc…).

Today, amniocentesis is often used in the second trimester of pregnancy (usually 15 to 18 weeks after a woman's last menstrual period) to diagnose or, far more likely, rule out certain birth defects. Amniocentesis is the most common prenatal test used to diagnose chromosomal and genetic abnormalities or malformations but it is not routinely offered to all pregnant women because it carries a small risk of miscarriage. Biochemical tests are most often used (11). Moreover amniotic fluid is a potential biomarker of maternal and/or prenatal viral or bacterial infection exposure (1, 9, 7), hypertensive disease such as preeclampsia (4) or pesticide exposure (3). There is no ideal animal model to study amniotic fluid modifications which can be generated during different pathologies although some models have been established such as pregnant rat. To collect amniotic fluid, there are two major techniques depending on the animal volume studied. For large animals like bovine or mares the amniotic fluid puncture is more often performed with echographic methods either transabdominal or transvaginal (15, 26, 21). For medium size animals like rabbits the amniotic puncture is made either blind or through surgically exposed amnion (10). In small animals such as rats or mice, liquid amniotic puncture differs from amniocentesis in human or large animals in the way that in small animals the amount of liquid withdrawn represents a larger proportion of the total volume of fluid (18). Although in small animals the standard amniotic sac puncture is always performed after laparotomy through the wall of the uterus (14, 22). Nevertheless, Turnbull (25) and Olsson (19) performed an ultrasound biomicroscopy – guided injection combined to surgical technique on a mouse model. A cross section was cut through the mouse abdomen to extract an embryo from the uterus. Then, it was positionned into a warmed bath (phophate buffered saline) and the ultrasound transducer scanned over the bath to perform the injection or embryonic transplantation. The same procedure should be used to execute amniocentesis.

In this paper we present a liquid amniotic puncture in rats in the last third of gestation under echographic guidance. This echographic method could be an alternative method to the surgical puncture. The aim of the study was to evaluate the two amniocentesis techniques, ultrasound guidance puncture and surgical puncture. The effects of these two types of procedure were compared on the offspring features. The parturition day, the number and bodyweight of pups were recorded and compared to a control group of animal without any puncture stress.

Materials and methods:

- Animals :

Throughout this study, the animals used were female Sprague-Dawley rats weighing between 200 and 270 g at the beginning of the experiment. All animal used were carried out in accordance with the *Directive for the protection of Vertebrate Animals Used for Experimental and Other Scientific Purposes*, from the Council of the European Communities (86/609/EEC).

The experiments were carried out on 18 time-dated pregnant rats Sprague-Dawley (Group I = 7 females; Group II = 6 females; Group III = 5 females) purchased from Harlan (Harlan France SARL, ZI le Marcoulet GANNAT). Pregnant rats were kept in individual cages and maintained under 12-hour light/ 12-hour dark cycling conditions. They were fed *ad libitum* and supplied with unlimited water. Females were allowed to deliver normally and the day of delivery was recorded as postnatal day 1 (G1). At birth pups remained with their birth mothers and were adjusted (when necessary) to a maximum of 12 pups, equivalent to the number of teats (an equal number of males and females were represented in the litter). The number of pups per female were counted at day of parturition. The pups were weighed only at postnatal day 2 and not at day one to avoid any stress to the mother.

- Ultrasound system:

An ultrasound ESAOTE Technos system connected to a linear transducer (ultrasound frequency of 14 MHz) was used for the liquid puncture. The field of view was set to imaging depth 21 mm and width of 32 mm.

- Experimental procedures:

✍ Anesthesia was induced by inhalation of 3% Isoflurane (Aerrane®, Abbot) in oxygen

2 l/min, and then continued by 1% Isoflurane. The use of a rapid-acting and safe inhalation agent such as isoflurane, provided stability during the procedure and allowed rapid anesthesic recovery after the surgery . Anesthesic time duration never exceeded 60 minutes. Animal temperature was monitored and kept under normal conditions between 37.5 ± 0.2 °C. The temperature was preserved with a feedback temperature controller connected to two radian light.

✍ Sac puncture:

Two different needle insertion techniques were evaluated, puncture through surgically exposure of the uterine horn (group I n=7) and echographic amniotic puncture (group II n=6). For the third group no amniocentesis was done (group III, control n=5).

For the group I, the animals were positioned in supine position, the abdomen and lower back region were shaved, cleaned with iodine solution and draped in a sterile way. A 3-cm ventral midline incision was made through the skin and peritoneum. Then, bicornuate uterus was exteriorized avoiding any traction on the ovarian arteries in order to prevent ischemia. During the entire surgical procedure the uterus and exposed fetus were moistened continually with prewarmed sterile saline solution (37°C). A maximum of five sacs were punctured with exclusion of the gestational sacs above the cervix and above the ovary (Singh *et al.* 2001). Trans-uterine puncture using a sterile needle of 24 gauge was performed. A volume of 0.1 ml of amniotic fluid was withdrawn from each sac and 0.1 ml of sterile saline solution (prewarmed, 37°C) was reinjected to keep initial volume unchanged. Care was taken to avoid puncturing the fetuses themselves and no escape of fluid was noted. Then uterine horns were gently pushed back into the abdominal cavity. The maternal laparotomy was sutured.

For the group II, the animals were positioned in supine position, the abdomen was shaved, cleaned with iodine solution and draped in a sterile way. Freehand echographic amniocentesis was performed by trans-abdominal puncture using a sterile needle of 24 gauges. Echographic guidance was done by positioning the probe transversely and drives the needle progression in the middle of the field of view. Identically to the laparotomy procedure 0.1 ml of amniotic fluid was removed from each sac and 0.1 ml of sterile saline solution (prewarmed, 37°C) was reinjected to keep initial volume. The group III, females were only anesthetized during the same time as punctured females but no puncture was made.

After the experimental procedure, rats were allowed to recover in individual cages, fed *ad libitum* and monitored for signs of infection or labor. Maternal body temperature and weight were unchanged post surgery and no vaginal losses were noted.

- Statistical analysis:

An analysis of variance (ANOVA) was performed to compare the 3 groups. Significant p value was defined as *p < 0.05*. The results were expressed as mean ± SEM.

Results: table 1

	Group I	Group II	Group III
Term on GD21, GD22, GD23	14%, **72%,** 14%	17%, **83%**, 0%	0% , **100%**, 0%
Mean number of pups ± SEM	10.85 ± 0.93	11 ± 1.09	13 ± 0.63
Weight of newborns on day 2 (in g)	7.11 ± 0.13	7.47 ± 0.18	7.10 ± 0.14

Table 1: describes the delivery day, the mean number of pups and the weight of newborns on day 2 of life in each group of females.

- **Parturition day:**

Table 1 describes for each group the percentage of female delivering on day 21, 22 and 23 post-mating. As expected all the controls rats, without amniocentesis, delivered on day 22 of gestation (G22). Moreover, the majority of rats of group II (echographic amniotic puncture) delivered on day 22 of gestation (83% G22, 17 % G21). However in group I (puncture through surgically exposed uterine horn), 14 % delivered at G21 (one day prior to natural delivery), 14% at G23 (one day after natural delivery) and 72% at G22. None of them failed to deliver. There is no statistical difference between the groups (p=0.75).

- **Number of pups at delivery:**

The 7 females in group I delivered a total of 76 pups, whilst 66 babies were born in group II (6 females) and 65 in group III (5 females). The mean number of pups for one female (table 1) trends to be lower in group I (10.85 ± 0.93) and II (11 ± 1.09) than in control group (13 ± 0.63). The mean number of pups is decreased by 16.48% in the surgical group and by 15.38% in the echographic amniocentesis group. In spite of this trend there is no significant difference between the 3 groups (p>0.05).

- **Weight of newborns:**

The mean body weight of pups is shown in table 1. Weight of newborns at day 2 postpartum is 7.10 g ± 0.14 in control group (n=65), 7.11 g ± 0.13 in group I (n=76) and 7.47 g ± 0.18 in group II (n=66). An analysis of variance (ANOVA) was performed to compare mean weight pups between the 3 groups. No significant difference was observed between the groups (p> 0.05).

Discussion:

Until now most of the studies describe a laparotomy to puncture the amniotic sac in small animal. In our study we also used a transabdominal ultrasound guided technique to withdraw amniotic fluid from fetal sac. This technique did not disturb the date of delivery, the number of pups per female and the weight of pups 2 days after parturition (Anova test). However even though no statistical difference between the groups was found, 72 % of females delivered on day G22 on group I against 83 % on group II and as expected 100 % of females in the control group delivered on day G22. Unlike Singh's study (22) none of the animals failed to deliver and none of the animals died. Singh (22) observed in the group with unpunctured sacs at vaginal end, that 75 % of the delivery occurred on day G21 while in the group with unpunctured sacs at ovarian end, the delivery occurred on day G23. In our study even though we chose to puncture sacs neither at ovarian end nor at vaginal end, we observe in the ultrasound guided puncture group 17 % of parturition on day G21 and 14 % in the surgically punctured group. We also show a delayed parturition to day G23 for 14 % of females in group I, which could be related to an insufficient volume of saline solution injected in gestational sac. It has been suggested that reduction in the volume of the amniotic fluid and restricted movement of the fetus may be responsible for the prolonged gestational period (23-24). The situation is reversed when unpunctured sacs are left at the vaginal ends. The amniocentesis induced myometral contractions that facilitate the process of parturition. The combined effect is either normal or even premature delivery of the fetus (22).

When the puncture was performed the same volume of physiological liquid was reinjected to avoid an oligohydramnios which could lead to malformations, fetal growth retardation (2), skeletal defects (12) or pulmonary hypoplasia (18) up to a neonatal morbidity from preterm prelabour rupture of membranes (13). Moessinger (18) and Blachford (2) used a 22-gauge needle and a 20-gauge needle respectively to withdraw amniotic fluid. Blachford (2) showed a subsequent leakage to their amniotic fluid puncture resulting in a fetal growth retardation. In our study we used a 24-gauge needle whose external diameter was lower in order to amniotic fluid leakage and subsequent oligohydramnios did not occur. In the control group (65 pups) no morphological abnormalities were encountered. In groups (I and II) with amniotic puncture (142 pups) only one pup suffered from an hypoplasia tail. It is possible that during the puncture the needle of the syringe touched this animal. Moreover prewarmed sterile saline solution (37°C) was used to avoid a thermic shock which could end to fetal hypothermia.

There was no significant amniotic puncture effects on sex ratios of pups, near 50% were females (data not shown). In our study, there is no statistical difference between the 3 groups regarding the weight of newborns at day 2 postpartum. No fetal growth retardation was noted for newborn rats whatever considered group. Indeed bodyweight of control newborn the first day postnatal is close to 5-6 g (8, 18).

Numbers of pups did not significantly differ to those from controls (20). It is important to note that the mean number of pups per female was higher than those previously reported. Indeed physiologic Sprague-Dawley data showed a mean number of pups per female of 10.8 (physiological data from Harlan) as in the surgery group.

Surgical puncture is an invasive method to withdraw amniotic fluid. It requires a laparotomy and the exposure of the uterine horns to the ambient air. Such an exposure increases the risk of maternal infection. Moreover the laparotomy is closed in layers with surgical staples or stitches increasing the post-surgery infection risk. Although the etiology of preterm premature rupture of membranes (PROM) is probably multifactorial, literature has indicated that infectious processes (intrauterine infection (17) or bacterial vaginosis (6) etc…) could play an important role (16). Another limitation in surgical method is that puncture cannot be performed more than once in the same animal and induces restriction in movement during the post-procedure first hours. The ultrasound requires a transabdominal puncture which decreases the risk of a maternal infection. Also, the animals don't suffer from the surgery and the same animal can be punctured several times.

Conclusion:

We present a guided echographic liquid amniotic puncture suitable for rats. This technique is less disruptive to animal well-being compared to surgical techniques that require the exposure of the uterine horns. In the latter case the post-surgery recovery is longer and more traumatic than the collection itself. The novelty resides in the ultrasound guided intervention in terms of the comparison between the guided approach to a surgical approach.

Despite some limitations in the period for amniotic fluid puncture (only between day 13 and day 19), the echographic method is a less invasive approach allowing repeated liquid amniotic punctures on the same animal.

Acknowledgements:

This present work is supported by the Conseil regional du Centre.

References

1 Baschat, A. A., J. Towbin, N.E. Bowles, C.R. Harman and C.P. Weiner. 2003. Prevalence of viral DNA in amniotic fluid of low-risk pregnancies in the second trimester. Journal of Maternal-Fetal and Neonatal Medicine. 13:381-384.

2 Blachford, K.G. and W.M. Thurlbeck. 1987. Lung growth and maturation in experimental oligohydramnios in the rat. Pediatr Pulmonol. 3:328-333.

3 Bradman A., D.B. Barr, B.G.C. Henn, T. Drumheller, C. Curry and B. Eskenazi. 2003. Measurement of pesticides and other toxicants in amniotic fluid as a potential biomarker of prenatal exposure: A validation study. Environmental Health Perspectives. 111:1779-1782.

4 Chan, T.F., J. H. Su, Y.F. Chung, Y. H. Hsu, Y. T. Yeh, S. B. Jong and S. S. F. Yuan. 2003. Amniotic fluid and maternal serum leptin levels in pregnant women who subsequently develop preeclampsia. European Journal of Obstetrics Gynecology and Reproductive Biology. 108:50-53.

5 Cheung C.Y. 2004. Vascular endothelial growth factor activation of intramembranous absorption: A critical pathway for amniotic fluid volume regulation. Journal of the Society for Gynecologic Investigation. 11:1071-5576.

6 Colli, E., C. Bertulessi, M. Landoni and F. Parazzini F. 1996. Bacterial vaginosis in pregnancy and preterm birth: Evidence from the literature. Journal of International Medical Research. 24:317-324.

7 Espinoza, J., T. Chaiworapongsa, R. Romero, S. Edwin, C. Rathnasabapathy, R. Gomez, E. Bujold, N. Camacho, Y.M. Kim, S. Hassan, S. Blackwell, M. Redman, J.

Whitty, S. Berman , Yoon, B. H. and Y. Sorokin. 2003. Antimicrobial peptides in amniotic fluid: Defensins, calprotectin and bacterial/permeability-increasing protein in patients with microbial invasion of the amniotic cavity, intra-amniotic inflammation, preterm labor and premature rupture of membranes. Journal of Maternal-Fetal and Neonatal Medicine. 13:2-21.

8 Ferguson, S. A., K. B. Delclos, R. R. Newbold and K. M. Flynn. 2003. Dietary ethinyl estradiol exposure during development causes increased voluntary sodium intake and mild maternal and offspring toxicity in rats. Neurotoxicology and Teratology. 25:491-501.

9 Gibbs, R. S., R. Romero, S. L. Hillier, D. A. Eschenbach and R. L. Sweet. 1992. A review of premature birth and subclinical infection. American Journal of Obstetrics and Gynecology. 166:1515-1528.

10 Gratacós, E., H. Yamamoto, N. A. Papadopulos, T. Adriaenssens, T. Phlips, T. E. Lerut and Deprest, J.A.. 1999. The midgestational rabbit as a model for the creation of membrane defects after needle fetoscopy. American Journal of Obstetrics and Gynecology. 180:1263-1267.

11 Harris, R. A., A. E. Washington, R. F. Nease and M. Kuppermann. 2004. Cost utility of prenatal diagnosis and the risk-based threshold. Lancet. 363:276-282.

12 Houben, J. J.and R. Huygens. 1987. Subcellular effects of experimental oligohydramnios on the developing rat limb. Teratology. 36:107-116.

13 Lamont, R. F. 2003. Recent evidence associated with the condition of preterm prelabour rupture of the membranes. Current Opinion in Obstetrics and Gynecology. 15:91-99.

14 MacIntyre, D. J., H. H. Chang and M. H. Kaufman. 1995. Teratogenic effects of amniotic sac puncture: A mouse model. Journal of Anatomy. 186:527-539.

15 Makondo, K., G. S. Amiridis, I. A. Jeffcoate, P. J. O'Shaughnessy, J. S. Boyd, C. Paterson and Robertson, L. 1997. Use of the polymerase chain reaction to sex the bovine fetus using cells recovered by ultrasound-guided fetal fluid aspiration. Animal Reproduction Science. 49:125-133.

16 Maxwell, G. L. Preterm premature rupture of membranes. Obstetrical and Gynecological Survey 1993;48:576-584.

17 Mercer, B. M. Management of preterm premature rupture of the membranes. Clinical Obstetrics and Gynecology 1998;41:870-882.

18 Moessinger, A. C., G. A. Bassi, G. Ballantyne, M. H. Collins, L. S. James, W. A. Blanc. Experimental production of pulmonary hypoplasia following amniocentesis and oligohydramnios. Early Hum Dev 1983;8:343-350.

19 Olsson, M., K. Campbell, D. H. Turnbull. Specification of mouse telencephalic and mid-brain progenitors following heterotopic ultrasound-guided embryonic transplantation. Neuron 1997;19:761-772.

20 Roncan, A. E., J. R. Alberts. Physiology of a microgravity environment selected contribution: Effects of spaceflight during pregnancy on labor and birth at 1 G. Journal of Applied Physiology 2000;89:849-854 + 848.

21 Schmidt, A.R., M. A. Williams, C. L. Carleton, B. J. Darien, F. J. Derksen. Evaluation of transabdominal ultrasound-guided amniocentesis in the late gestational mare. Equine veterinary journal 1991;23:261-265.

22 Singh, G., C. Mohanty, A. K. Saxena. Effect of amniotic sac puncture on parturition in rat. Indian J Exp Biol 2001;39:883-886.

23 Singh, S., R. Padmanabhan. Prolongation of gestation & retarded postnatal growth & mortality induced by chlorpromazine in rats. Indian Journal of Experimental Biology 1978a;16:542-545.

24 Singh, S., R. Padmanabhan. Teratogenic effects of chlorpromazine hydrochloride in rat foetuses. Indian Journal of Medical Research 1978b;67:300-309.

25 Turnbull, D. H., S. F. Foster. *In vivo* ultrasound biomicrocopy in developmental biology. Trends in biotechnology 2002;20,S1-S5.

26 Vos, P. L., M. C. Pieterse, G. C. van der Weyden, M. A. Taverne. Bovine fetal fluid collection: transvaginal, ultrasound-guided puncture technique. Veterinary Record 1990;127:502-504.

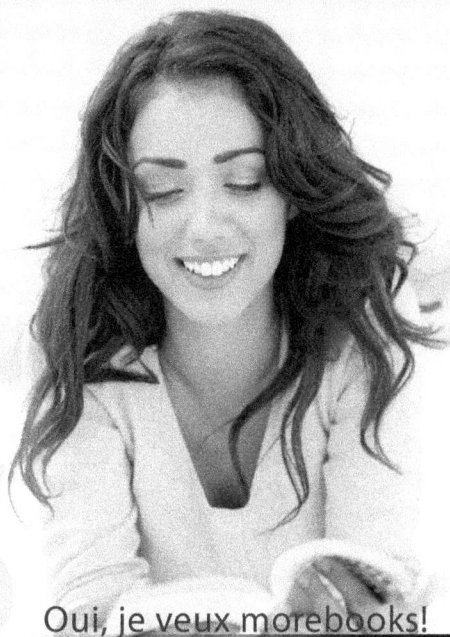

www.ingramcontent.com/pod-product-compliance
Lightning Source LLC
Chambersburg PA
CBHW021053210326
41598CB00016B/1205